Jakob Tiebel

Schlaganfallrehabilitation:

Vom Wissen zum Handeln

University of Applied Sciences
APOLLON
University Press

Jakob Tiebel

Schlaganfallrehabilitation:

Vom Wissen zum Handeln

APOLLON SCHRIFTENREIHE ZUR GESUNDHEITSWIRTSCHAFT

University of Applied Sciences
APOLLON
University Press

APOLLON SCHRIFTENREIHE ZUR GESUNDHEITSWIRTSCHAFT ▪ BAND 14

1. Auflage 2021

Die in diesem Band verwendeten Personenbezeichnungen schließen ausdrücklich alle Geschlechtsidentitäten mit ein.

Projektmanagement und Lektorat: Franziska Beckmann, Bremen
Layout, Satz: Ilka Lange, Hückelhoven
Cover: Elisabeth Drimmel, Bremen, Ilka Lange, Hückelhoven
Coverfotos: © Adobe Stock / sewcream
Korrektorat: Birgit Siekmann, Solingen
Printed in Germany

Bibliografische Information der Deutschen Nationalbibliothek
Die Deutschen Nationalbibliothek verzeichnet diese Publikation in der Deutschen Nationalbibliografie. Detaillierte bibliografische Daten sind abrufbar unter: http://dnb.d-nb.de

ISBN: 978-3-943001-60-0

www.apollon-hochschulverlag.de

Inhalt

Vorwort

Dem Autor, Jakob Tiebel, gelingt es nicht nur sinnvolle Vorschläge zur Überwindung der Theorie-Praxiskluft in den Handlungsfeldern der Schlaganfallrehabilitation zu machen, sondern seinem eigenen Anspruch gerecht zu werden. Dabei zeigt er zum einen wissenschaftstheoretische Ansätze auf, ordnet diese zum zweiten zusammenfassend als praktische Konsequenzen ein und zum dritten zeigt er die Probleme des Paradigmenwechsels auf.

Im Fokus von Herrn Tiebel steht ein evidenzbasiertes Vorgehen. Durch die Vernetzung mehrerer Wissenschaftsdisziplinen - insbesondere der Psychologie, der Neurologie sowie der Physio- und Ergotherapie - werden Perspektiven sichtbar, die den Forschungsstand der letzten 20 Jahre in Form eines Scoping Reviews einbeziehen und damit einen wichtigen Überblick darstellen, der so in diesem Ausmaß bisher noch nicht vorlag.

Seinen eigenen Forschungsansatz ordnet Herr Tiebel zwischen den Grundlagen- und Handlungswissenschaften nachvollziehbar ein. Mittels der Phänomenologie und einer qualitativen Inhaltsanalyse kann er zahlreiche Erkenntnisse generieren und diese u. a. in grafische Mehrebenenmodelle übertragen. Auf Basis von drei Experteninterviews wird deutlich, wie die Dimensionen der Gelegenheiten, der Motivation und der Fähigkeiten eine Rolle in der Problemlösung einnehmen könnten und wie mittels des KTA-Frameworks die Handlungsfelder voneinander abzugrenzen sind.

Die noch bestehende Kluft zwischen Forschung und Praxis wird vom Autor selbst überwunden, indem er die bestehende phänomenologische Polarität benennt und zu einem bidirektionalen Austausch zwischen Wissen und Erfahrung anregt.

Herrn Tiebel durfte ich während seines Studiums als Lehrende und Gutachterin seiner Thesis betreuen. Seine eigene Praxiserfahrung gepaart mit vielfältigen präzisen methodischen Vorgehensweisen zeigen, dass er

Experte auf diesem Gebiet ist. Die Perspektiven auf den Forschungsgegenstand haben mich inspiriert. Möge dieses Buch nun Sie inspirieren.

Dr. Lisa Lüdders Bremen, den 16. Mai 2021
Universität Bremen

1 Einleitung

„Implementation - The missing link in the research translation pipeline: Is it any wonder no one ever implements evidence-based practice?" (Lynch, 2018)

Der Erkenntnisgewinn um die lebenslange Plastizität des zentralen Nervensystems schaffte vor rund 30 Jahren die Grundlage für die theoretische Fundierung der neurologischen Rehabilitation. Seitdem befindet sich der Sektor in einem fortwährenden Veränderungsprozess, der von hoher Komplexität, Dynamik und erkenntnistheoretischer Volatilität geprägt ist. Basierend auf den neuesten Ergebnissen einer forcierten Erforschung der Strukturen und Funktionen des menschlichen Gehirns streben die Rehabilitationswissenschaften nach Verbesserungen in der Umsetzung neurorestaurativer Interventionen. Mit dem Ziel, eine zunehmend fundierte, effektive und evidenzbasierte Ausgestaltung von Therapien zu erreichen.

Der als *Paradigmenwechsel* bezeichnete wissenschaftstheoretische Wandel ist insbesondere durch die angewandten Fachdisziplinen wie die Physiotherapie und Ergotherapie zu leisten, deren Bestreben es sein sollte, neue Erkenntnisse aus der Forschung in der Praxis umzusetzen. Folglich sind es gerade diese Professionen, die von der veränderten Denkweise und den neuen Behandlungsansätzen empfindlich berührt sind.

Ausgehend von einer - wissenschaftshistorisch betrachtet - erfahrungs- und intuitionsgeleiteten Funktionsbehandlung hin zu einer betont aufgaben- und teilhabeorientierten Reintegrationsbehandlung sind Therapierende im Rahmen der evidenzbasierten Praxis heute ausdrücklich dazu aufgefordert, ihre Entscheidungen für die Versorgung individueller Patienten und Patientinnen systematisch und auf Grundlage eines gewissenhaften Gebrauchs gegenwärtig bester externer wissenschaftlicher Evidenz zu begründen.

Evidenzbasiertes Arbeiten bedeutet demnach, dass in jede Behandlungsentscheidung neben der klinischen Erfahrung, dem persönlichen Wissen und den Werten und Zielen der Patienten/Patientinnen verstärkt Erkenntnisse aus Forschung und Wissenschaft einfließen müssen. Während das Arbeitsfeld zugleich von neuen Behandlungstechniken wie Spiegeltherapie, Elektrostimulation und Hirnstimulation sowie modernen technologischen Ansätzen, wie dem Einsatz von Apps und Robotern als Therapiemittel, beeinflusst ist.

Eine mehrdimensionale Herausforderung, die keineswegs spontan zu meistern ist. Stark vernachlässigt wird die Verknüpfung von Forschung und Praxis, die für den nachhaltigen Theorie-Praxis-Transfer von fundamentaler Bedeutung wäre. Und so liegt in der evidenzbasierten Praxis die Herausforderung weiterhin im „Grenzgebiet zwischen bekanntem und unbekanntem Terrain, zwischen Empirie und Wissenschaft, zwischen ‚Wir sehen doch, dass es funktioniert' und wissenschaftlicher Evidenz" (Dettmers, 2019).

Als ehemaliger Therapeut mit mehrjähriger klinischer Erfahrung im Bereich der neurologischen Rehabilitation und leitender Produktmanager eines Medizintechnikunternehmens, das auf die Entwicklung von Therapiegeräten für die Neurorehabilitation spezialisiert ist, beschäftigt mich der Paradigmenwechsel nachhaltig.

Eine *psychologische Sicht auf die Dinge* findet in den bisherigen Diskussionen zum Thema leider kaum Berücksichtigung. Dies ist bedauerlich, denn die Psychologie liefert wichtige Beiträge und Erkenntnisse für die Gestaltung erfolgreicher Veränderungsprozesse. Im Kern geht es beim Paradigmenwechsel in der Neurorehabilitation nämlich um nichts anderes als eine nachhaltige Veränderung von Einstellung und Verhalten des Therapeuten/der Therapeutin in Bezug auf die therapeutische Praxis und die Überwindung damit verbundener Barrieren.

In diesem Sinne möchte ich aus persönlicher Motivation einen – wenn auch nur kleinen – Beitrag zur Weiterentwicklung des eigenen Berufsstands leisten.

Jakob Tiebel

2 Grundlagen

Nachfolgend werden Hintergrund, Problemstellung und Zielsetzung beschrieben. Anschließend erfolgen die wissenschaftstheoretische Einordnung der Arbeit mit Erklärungen zum Forschungsprozess und Gang der Untersuchung sowie eine inhaltliche und begriffliche Abgrenzung des Themas.

2.1 Hintergrund

Den demografischen Hochrechnungen des Statistischen Bundesamtes entsprechend verändert sich die Bevölkerungsstruktur kontinuierlich zugunsten älterer Menschen. Ein Trend, der sich aller Voraussicht nach auch in den nächsten Jahrzehnten fortsetzen wird (vgl. Destatis, 2015).

Durch die altersstrukturellen Veränderungen in der Gesellschaft, die Zunahme chronischer Erkrankungen und einen sich schnell entwickelnden medizinisch-technologischen Fortschritt ergeben sich wichtige Aufgaben für die physikalische Medizin und Rehabilitation (vgl. Schöffski/Schulenburg, 2000, S. 82 ff.). Im Fokus stehen Menschen mit unterschiedlichsten Erkrankungen. Alle gemeinsam haben sie das Ziel einer nach Möglichkeit vollständigen Funktionswiederherstellung, Verbesserung der Lebensqualität und Reintegration in den Alltag (vgl. Fialka-Moser, 2013, S. 1 ff.).

Durch die Verschiebung im Morbiditätsspektrum sind vor allem neurologische Erkrankungen und Syndrome auf dem Vormarsch. In den Fachabteilungen der Neurologie werden in Deutschland jährlich etwa eine Million Menschen versorgt. Am häufigsten behandelt werden altersassoziierte Erkrankungen wie der Schlaganfall und Volkskrankheiten wie Polyneuropathie, neurodegenerative Erkrankungen wie Morbus Parkinson und autoimmunologische Erkrankungen wie Multiple Sklerose (vgl. Destatis, 2016; Walbert et al., 2007; Berger/Heuschmann, 2006).

Besonders der Schlaganfall ist im Gesamtvergleich nach den kardiovaskulären Erkrankungen und Tumorerkrankungen eines der bedeutendsten Krankheitsbilder in den westlichen Industrieländern und zählt zu den häufigsten Ursachen für dauerhafte Einschränkungen der Selbstständigkeit (vgl. Sitzer/Steinmetz, 2011; Heuschmann et al., 2010). Der Schlaganfall ist die zweithäufigste Todesursache weltweit, der dritthäufigste Grund für durch Krankheit und Tod reduzierte Lebensjahre und einer der Hauptgründe für ein Leben mit Behinderung (vgl. Feigin et al., 2014; Go et al., 2014). Die Zahl der Menschen, die in ihrem Leben mindestens einen Schlaganfall erleiden, ist in den letzten 20 Jahren auf 33 Millionen p. a. gestiegen (84 %) (vgl. Feigin et al., 2014). Etwa 270.000 Schlaganfälle ereignen sich jedes Jahr allein in Deutschland (vgl. Busch et al., 2013). Bis 2030 wird mit einer Verdopplung der Fallzahlen gerechnet (vgl. Krishnamurthi et al., 2013; Lozano et al., 2012; Murray et al., 2012).

Zu den Folgen des Schlaganfalls zählen sensorische, motorische und kognitive Beeinträchtigungen sowie eine verminderte Fähigkeit zur Selbstversorgung (vgl. Miller et al., 2010). So weisen beispielsweise drei Monate nach einem Schlaganfall 60 % aller Patienten und Patientinnen eine noch stark beeinträchtigte Gehfähigkeit auf (vgl. Hesse et al., 2001). Ein weiterer bedeutender Prädiktor für Langzeitbeeinträchtigungen ist die Armparese (vgl. Meijer et al., 2003; Hankey et al., 2002). Die motorische Beeinträchtigung der oberen Extremität macht bis zu 50 % der Varianz in der funktionellen Selbstständigkeit von Schlaganfallpatienten aus (vgl. Mecier et al., 2001). Weniger als die Hälfte aller Betroffenen erlangt grundlegende alltagsrelevante Armfunktionen zurück; ihre Unabhängigkeit bei Aktivitäten des täglichen Lebens bleibt eingeschränkt und ihre Lebensqualität dauerhaft gemindert (vgl. Chen et al., 2015; Broeks et al., 1999).

Die epidemiologischen Daten zum Schlaganfall bilden für die Planung zukünftiger Versorgungsbedarfe und möglicher Optimierungspotenziale eine wichtige Grundlage. Die Kosten für die Behandlung, Rehabilitation und Pflege stellen das Gesundheitssystem vor eine enorme Belastung (vgl. Destatis, 2014; Heuschmann et al., 2010; Walbert et al., 2007). Unter zusätzlicher Berücksichtigung der Kosten, die durch einen Ausfall der Produktivität entstehen, ist der Schlaganfall die Krankheit mit der höchsten Belastung für das Gesundheitssystem überhaupt (vgl. Diener, 2008). Diese Trends zeichnen sich in vergleichbaren Industriestaaten ähnlich ab (vgl. Bassler et al., 2007). Vor diesem Hintergrund nimmt die Frage nach Effektivität und Effizienz insbesondere in der Rehabilitation kontinuierlich an Bedeutung zu, um die Folgen der Erkrankung abzufedern, eine bestmögliche Wiedereingliederung in den Alltag, den Beruf sowie in die Gesellschaft zu erreichen und dabei die Kosten in vertretbarem Rahmen zu halten (vgl. Walbert et al., 2007). Die mit der motorischen Therapie des Schlaganfalls assoziierten Therapieerfolge sind von hoher Relevanz und beschäftigen die klinische Forschung und Praxis nachhaltig (vgl. Platz, 2015; Platz, 2011).

In der neurologischen Rehabilitation ist die motorische Therapie eine zentrale Domäne der Physio- und Ergotherapie (vgl. Platz, 2015). Die beiden Berufsgruppen haben sich interdisziplinär darauf spezialisiert, Therapien anzubieten, die auf das Wiedererlernen motorischer Fähigkeiten ausgelegt sind und für ein breites Spektrum neurologischer Pathologien angewendet werden können. Wesentliches Ziel aller Maßnahmen ist es, Patienten und Patientinnen die Teilhabe am Leben in der Gesellschaft wieder zu ermöglichen (vgl. Peppen et al., 2007a; Peppen et al., 2007b).

Während des letzten Jahrhunderts wurde die Behandlung von Schlaganfallpatienten und Schlaganfallpatientinnen hauptsächlich durch traditionelle krankengymnastische Schulen vorangetrieben, wie z. B. Bobath (vgl. Bobath, 1990; Davies, 1985), propriozeptive neuromuskuläre Fazilitation (PNF) (vgl. Knott/Voss, 1986), Vojta (vgl. Vojta, 1965) und Brunnstrom (vgl. Sawner et al., 1992). Die Behandlungsverfahren unterscheiden sich in ihrer Effektivität nachweislich kaum voneinander (vgl. Liepert, 2010; Hesse et al., 2008,). In Deutschland ist vor allem die Bobath-Therapie vorherrschend. Sie zielt auf eine Normalisierung des Muskeltonus und die Wiederherstellung möglichst physiologischer Bewegungsmuster ab. Ausgegangen wird dabei von einem Transfer einer erlernten motorischen Aufgabe auf die nächste. Postuliert wird eine monokausale Kette, der entsprechend das Bobath-Konzept das Sitzen und Stehen als wesentliche Voraussetzung für das Gehen ansieht und die Kontrolle des Rumpfes als wesentliche Voraussetzung für die Armfunktion (vgl. Tiebel, 2019a). Vor dem Hintergrund heutiger Erkenntnisse zum motorischen Lernen und der Funktionserholung bei zentralmotorischen Bewegungsstörungen sind diese Ansichten jedoch kaum noch haltbar.

Aufgrund der wissenschaftlichen Erkenntnisse zur neuronalen Reorganisation und Plastizität des Nervensystems sowie zu Wirksamkeitsnachweisen verschiedener Interventionen hat sich die neurologische Rehabilitation in den vergangenen 25 Jahren einem Wandel unterzogen. Die Umsetzung einer evidenzbasierten und leitliniengestützten klinischen Vorgehensweise ist in den Vordergrund gerückt (vgl. Tiebel/Huber, 2020).

Der Begriff Evidenz leitet sich von dem englischsprachigen Wort *evidence* ab und kann mit Beweis, Zeugnis oder auch Ergebnis übersetzt werden. Bezogen ist dieser Beweis auf die Erkenntnisse innerhalb von wissenschaftlichen Studien, die die Wirksamkeit einzelner physiotherapeutischer Interventionen bestätigen oder widerlegen. Eine evidenzbasierte Vorgehensweise verlangt demnach, dass bei jeder therapeutischen Behandlung eine patientenorientierte Entscheidung auf der Basis von empirischer Wirksamkeit getroffen wird (vgl. Antes et al., 2003; Cochrane, 1972; Sacket et al., 1999).

Bei der leitliniengestützten Vorgehensweise werden die Prinzipien der evidenzbasierten Praxis auf die organisatorische und institutionelle Ebene übertragen. Das heißt, eine Behandlungsempfehlung wird nicht für einzelne Kranke, sondern für eine Gruppe von Kranken oder für eine ganze Bevölkerung ermittelt. Aus den Ergebnissen der Forschung werden dann allgemeine Behandlungsempfehlungen, sogenannte Leitlinien, abgeleitet (vgl. Tiebel, 2017a; Tiebel, 2017b).

Die traditionellen Ansätze treten in evidenzbasierten und leitliniengestützten Therapieverfahren heute kaum noch in Erscheinung. Ihre Anwendung wird nach wissenschaftlichen Kriterien inzwischen als nicht mehr überzeugend empfunden. Insbesondere dann, wenn sie in ihrer ursprünglichen Form strikt formalisiert angewendet werden (vgl. Pollock et al., 2014; Kollen et al., 2009; Pollock et al., 2007).

Vielmehr gibt es starke Hinweise darauf, dass physiotherapeutische Interventionen dann wirksam sind, wenn ein intensives, hoch repetitives, aufgabenspezifisches Training durchgeführt wird. Ausgegangen wird in den letzten Jahren von einer Dosis-Wirkungs-Beziehung, deren Effekte sich auf die tatsächlich trainierten Funktionen und Aktivitäten beschränken (vgl. Verbeek et al., 2014).

2.2 Problemstellung

Die evidenzbasierte Physiotherapie und Ergotherapie in der Schlaganfallrehabilitation hat sich also in den letzten Jahrzehnten zu einer auf *Beweismaterial* gestützten Heilkunde entwickelt und umfasst heute Formen der therapeutischen Behandlung, bei denen patientenorientierte Entscheidungen ausdrücklich auf der Grundlage von nachgewiesener Wirksamkeit getroffen werden sollen. Die evidenzbasierte Therapie steht damit in einem starken Gegensatz zu traditionellen Behandlungsformen, bei denen kein solcher Wirksamkeitsnachweis vorliegt und Anspruch erhoben wird (vgl. Tiebel/Huber, 2020).

Allerdings geraten auch die evidenzbasierten Therapieverfahren seit einiger Zeit in die Kritik. Ihre Überlegenheit gegenüber den konventionellen Therapieverfahren beruht bislang auf den Erkenntnissen wissenschaftlicher Studien, in denen die Behandlungsmethoden miteinander verglichen wurden. Ein Wirksamkeitsnachweis erfolgt bei diesen Verfahren auf Grundlage statistischer Verfahren. Ein Großteil der in der Biomedizin verfügbaren Studien weist jedoch methodische Schwächen auf und die statistischen Berechnungen haben aufgrund geringer Teststärke nur eine begrenzte Aussagekraft (vgl. Button et al., 2013; Ioannidis, 2005). Analysen haben gezeigt, dass die statistische Power wissenschaftlicher Studien im Median gerade einmal bei 10 bis 30 Prozent liegt (vgl. Ioannidis, 2005). Viele - wenn nicht sogar die meisten - Schlussfolgerungen in der biomedizinischen Forschung sind deshalb potenziell falsch (vgl. Button et al., 2013). In der Folge kommt es zu Überschätzungen der Effektstärken und schlechter Reproduzierbarkeit der Ergebnisse (vgl. Baker, 2016). Ursächlich dafür sind Untersuchungen an meist viel zu kleinen Stichproben (vgl. Button et al., 2013).

So kommt es, dass in den letzten drei Jahren gleich mehrere große, methodisch gut umgesetzte Interventionsstudien, die auf einen Wirksamkeitsnachweis motorischer Therapien nach Schlaganfall abzielten, zeigten, dass sich die motorische Leistung der Probanden und Probandinnen sowohl in der Interventions- als auch in der Kontrollgruppe in einem ähnlichen Ausmaß verbesserten (vgl. Stinear et al., 2020). Grund hierfür könnte tatsächlich das Fehlen eines zusätzlichen Nutzens der getesteten Interventionen sein. Die Ergebnisse dieser Studien stehen damit im Widerspruch zu den Empfehlungen aktueller evidenzbasierter Leitlinien.

Zuletzt ging Ende 2019 die Schlagzeile *Neue Erkenntnisse zur Schlaganfall-Rehabilitation: Entspannung besser als Laufbandtraining* durch die Newsfeeds einschlägiger Fachmedien (vgl. DGN, 2019) und sorgte damit für Aufregung im Rehabilitationssektor (vgl. Dettmers et al., 2020).

Anlass dazu gaben die Ergebnisse der großen deutschen multizentrischen Studie PHYS-STROKE (Physical Fitness Training in Patients with Subacute Stroke), in der von 2013 bis 2017 in sieben stationären Rehabilitationskliniken die Effekte eines aeroben Laufband-Trainings mit Beginn in der Frühphase nach einem Schlaganfall untersucht wurden (vgl. Nave et al., 2019). An der Studie nahmen 200 erwachsene Schlaganfallpatienten und -patientinnen mit einem Durchschnittsalter von 69 Jahren teil. Die Interventionsgruppe mit 105 Probanden und Probandinnen absolvierte zusätzlich zu den Standard-Reha-Maßnahmen ein aerobes Laufband-Training, wie es in der Leitlinie zur Rehabilitation der Mobilität nach Schlaganfall (ReMoS) der Deutschen Gesellschaft für Neurologische Rehabilitation (DGNR) mit starker Evidenz empfohlen wird (vgl. Dohle et al., 2015). Die Kontrollgruppe mit 95 Probanden nahm neben den Standard-Reha-Maßnahmen an Entspannungseinheiten teil. Jede Gruppe absolvierte das jeweilige Training fünfmal wöchentlich, jeweils 25 Minuten, über insgesamt vier Wochen. Entgegen aller Erwartungen zeigte sich das von den Fachgesellschaften empfohlene Ausdauertraining im Rahmen der Studie gegenüber der Entspannungstherapie als nicht überlegen. Die neuen Daten deuten darauf, dass insbesondere in der Frühphase nach einem Schlaganfall *weniger vielleicht doch mehr* ist (vgl. Ebinger et al., 2020). Ferner zeigt die PHYS-STROKE-Studie einmal mehr, dass größere randomisierte Studien nicht automatisch die in Metaanalysen kleinerer Studien geweckten Hoffnungen bestätigen (vgl. Ebinger et al., 2020; Bernhard et al., 2015; Duncan et al., 2011). Die

Studienergebnisse wurden im renommierten British Medical Journal veröffentlicht und auf einer Tagung des Deutschen Zentrums für Herz-Kreislauf-Forschung e. V. am 30. September 2019 in Greifswald vorgestellt.

In der Praxis der Schlaganfallrehabilitation müssen offensichtlich noch erhebliche Fortschritte erzielt werden, um das klinische Outcome der Patienten und Patientinnen im Vergleich zur derzeitigen Versorgung zu verbessern (vgl. Stinear et al., 2020). An dieser Stelle bekommt der Paradigmenwechsel in der Neurorehabilitation eine psychologische Dimension, denn für viele Therapierende tritt aufgrund der teils widersprüchlichen Aussagen in Studien seit einigen Jahren die Suche nach Orientierung ein. Gewohnte, gelernte und als richtig empfundene Vorgehensweisen in der Behandlung werden plötzlich aufgrund neuer wissenschaftlicher Erkenntnisse infrage gestellt (vgl. Tiebel/Huber, 2020). Zudem zeigen sich im Hinblick auf die evidenzbasierte Therapie erhebliche Schwierigkeiten im Theorie-Praxis-Transfer (vgl. Tiebel, 2017a). Und so endet der wissenschaftliche Diskurs derzeit für viele Therapierende in einem inneren Konflikt, der zu Verzweiflung, Resistenz und *Ablehnung aus Selbstschutz* führt (vgl. Tiebel/Huber, 2020). Die Physiotherapie und Ergotherapie hat sich vor einigen Jahren auf den Weg gemacht, ihr Handlungsfeld in Theorie und Praxis neu zu beschreiben. Sie befindet sich seitdem in einem Veränderungsprozess, der vom Wunsch nach wissenschaftlicher Emanzipation und Professionalisierung geprägt ist (vgl. Richter, 2016). Im Spannungsfeld aus Wissenschaftlichkeit und Klientenzentrierung müssen sich Therapierende mit ihren Aufgaben deshalb immer wieder neu finden. Es besteht das Risiko, dass sie in Zeiten der Überforderung und des *Herumexperimentierens* zu alten Gewohnheiten zurückkehren und sich wieder den Ideologien streng formalisierter traditioneller Konzepte zuwenden (vgl. Tiebel/Huber, 2020).

2.3 Zielsetzung und Forschungsfragen

Ziel der vorliegenden Arbeit ist es, erstens die Problematik des Theorie-Praxis-Transfers aus psychologischer Sicht darzustellen, zweitens die sich daraus ergebenden Konsequenzen auf Handlungsebene zu transferieren und drittens auf empirischem Wege Lösungsansätze zur Überwindung bestehender Theorie-Praxis-Probleme in ausgewählten Handlungsfeldern der Schlaganfallrehabilitation anzudenken.

Die Festlegung der Zielsetzung begründet sich damit, dass es im deutschsprachigen Raum bisher keine empirisch gesicherten Daten zu den psychologischen Einflüssen des Theorie-Praxis-Transfers auf die Therapieberufe - Physiotherapie und Ergotherapie - gibt.

Da ein wissenschaftlicher Fortschritt nicht ausschließlich von individuellen Überzeugungen ausgehen kann, sollen im Rahmen dieser wissenschaftlichen Arbeit folgende Forschungsfragen beantwortet werden:

1) Welche erlebens- und verhaltensbeeinflussenden Determinanten lassen sich anhand psychologischer Kriterien aus dem aktuellen Stand der Forschung ableiten?
2) Inwieweit lassen sich diese erlebens- und verhaltensbeeinflussenden Determinanten anhand konkreter phänotypischer Beispiele in die von Therapierenden empirisch wahrnehmbare Realität übertragen?
3) Welche Ansatzmöglichkeiten gibt es, um die beschriebenen Theorie-Praxis-Probleme auf handlungspraktischer Ebene zu lösen?

2.4 Wissenschaftstheoretische Abgrenzung

Die vorliegende Arbeit hat einen hohen Realbezug und erhebt den Anspruch an einen praktischen Erkenntnisgewinn. Wissenschaftstheoretisch ist die Arbeit an der Schnittstelle zwischen angewandter Psychologie und angewandten Therapiewissenschaften im Gebiet der Handlungswissenschaften einzuordnen (vgl. Abb. 2.1). Um diese wissenschaftstheoretische Einordnung entsprechend zu begründen, müssen zunächst die Formal- und Realwissenschaften voneinander abgegrenzt werden.

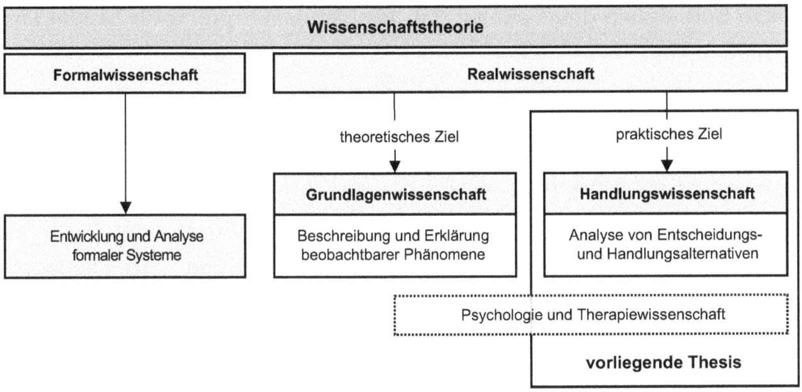

Abb. 2.1: Wissenschaftliche Einordnung der Arbeit (vgl. Ulrich/Hill, 1976, S. 305)

Formalwissenschaften sind Wissenschaften, die sich der Entwicklung und Analyse formaler Systeme widmen, z. B. Mathematik und Logik (vgl. Thommen, 2018). Gegenstand der Realwissenschaften sind hingegen in der Realität existierende Objekte. Ihr Ziel ist praktisch. Ihr Zweck liegt in der Beschreibung, Erklärung sowie Gestaltung der empirisch wahrnehmbaren Realität. Erkenntnisgewinn ist im Rahmen der Realwissenschaften über zwei unterschiedliche Ansätze vollziehbar: durch Beschreibung und Erklärung beobachtbarer Phänomene im Rahmen der Grundlagenwissenschaften und durch eine Analyse von Entscheidungs- und Handlungsalternativen im Rahmen der Handlungswissenschaften (vgl. Woll/Thommen, 2018). Im Gegensatz zu den theoretischen Grundlagenwissenschaften, z. B. der Physik und Chemie, werden im Rahmen der angewandten Handlungswissenschaften praktische Ziele verfolgt. Es geht darum, mithilfe von Regeln und Modellen die Realität zu gestalten und eine nutzenstiftende wissenschaftliche Aufbereitung praxisorientierter Problemstellungen zu erreichen (vgl. Woll/Thommen, 2018). Die Psychologie zählt ebenso wie die Therapiewissenschaften – Physiotherapie und Ergotherapie – zu den angewandten Handlungswissenschaften. Beide versuchen, Erkenntnisgewinn auf empirischem Wege über Erfahrungen aus der Realwelt zu vollziehen und stellen den Versuch dar, Problemlagen praktisch handelnder Individuen zu lösen.

2.5 Forschungsansatz und Forschungsprozess

In dieser Arbeit wird das Konzept der *Handlungs- und Aktionsforschung* verfolgt. Die in den Sozialwissenschaften gebräuchlichen Begriffe Handlungs- und Aktionsforschung sind Synonyme des von Kurt Lewin geprägten Begriffs *Action Research* (vgl. Lewin, 1952, S. 459 ff.; Lewin, 1948, S. 278 ff.). Dabei handelt es sich um einen Ansatz empirischer Forschung, der in Abgrenzung zur traditionellen Empirie - insbesondere der strengen experimentellen Forschung - entwickelt wurde (vgl. Stangl, 1997). Lewin wollte als Kritik an einer rein experimentellen Sozialpsychologie eine Wissenschaft begründen, deren Hypothesen praxisnah sind und deren Implikationen zu Veränderungen im Sinne einer Problemlösung führen. In der Handlungs- und Aktionsforschung sind jene Menschen und Menschengruppen, die von den Wissenschaftlern und Wissenschaftlerinnen untersucht werden, nicht bloße Informationsquelle, sondern Individuen, mit denen sich der Forschende gemeinsam auf den Weg der Erkenntnis zu machen versucht (vgl. Lewin, 1968, S. 278).

Drei wesentliche Merkmale (Prämissen) kennzeichnen die Abgrenzung zur traditionellen Empirie (vgl. Stangl, 1997): 1) Handlungs- und Aktionsforschung weist einen engen Praxisbezug auf, wobei Forscher/-in und Proband/-in gemeinsam gesellschaftliche und soziale Probleme lösen. 2) Sozialwissenschaftliche Forschung kann nicht wertfrei betrieben werden, d. h., die Forschenden sind keine außenstehenden objektiven Beobachter/Beobachterinnen, sondern greifen parteilich in den Forschungsprozess ein. 3) Forschung ist ein gegenseitiger Lernprozess, der sowohl die Forschenden als auch die Probanden/Probandinnen miteinbezieht.

Der idealtypische Forschungsprozess wird in Abb. 2.2 dargestellt, der zugleich die praktische Relevanz der Ergebnisse erklärt (vgl. Stangl, 1997).

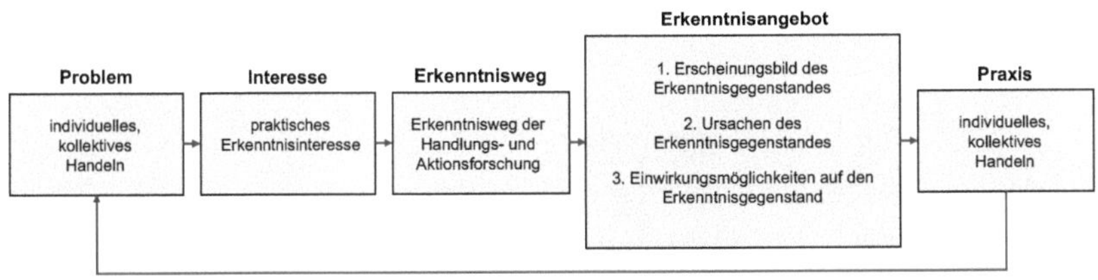

Abb. 2.2: Idealtypischer Kreislauf des angestrebten wissenschaftlichen Erkenntnisprozesses (vgl. Stangl, 1997)

Das gewählte Konzept der Aktionsforschung als Ansatz zur Förderung des Theorie-Praxis-Transfers in der Schlaganfallrehabilitation zielt darauf ab, die Behandlungspraxis in den motorischen Therapien durch Zyklen von Planung und Veränderung, Beobachtung und Forschung sowie Reflexion und Revision nachhaltig zu verbessern.

2.6 Methodischer Aufbau und Gang der Untersuchung

Die genannten Prämissen und Schritte des wissenschaftlichen Erkenntnisprozesses fordern eine grundlegende Neubestimmung des sozialwissenschaftlichen Gegenstandes und damit auch eine von diesem Gegenstand abhängige Konzeption der Methoden (vgl. Stangl, 1997). Die Abb. 2.3 konkretisiert den idealtypischen Forschungsprozess und beschreibt das methodische Konzept der Forschungsarbeit. Mit dem Konzept soll ein alternatives Paradigma für den Theorie-Praxis-Transfer einschließlich einer neuen Form der Wissenszirkulation auf psychologischer Ebene beschrieben werden.

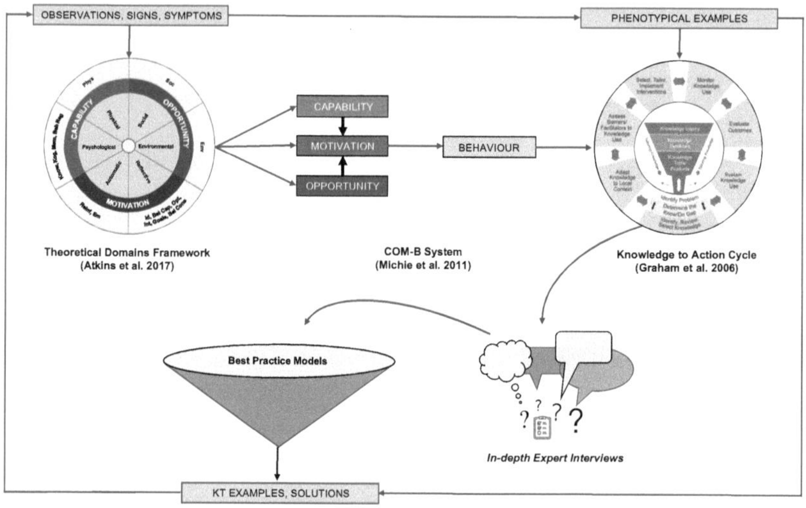

Abb. 2.3: Methodisches Konzept der Forschungsarbeit (Scope)

Um die einleitenden Gedanken zu dieser wissenschaftlichen Arbeit zu vollenden, wird das Kapitel nach einem Überblick zum Gang der Untersuchung mit einer inhaltlichen und begrifflichen Abgrenzung enden.

Der darauffolgende erste Teil der Arbeit wird auf die Forschungsfrage zielen, welche erlebens- und verhaltensbeeinflussenden Determinanten sich anhand psychologischer Kriterien aus dem aktuellen Stand der Forschung ableiten lassen.

Der zweite Teil der Arbeit zielt auf die Forschungsfrage, inwieweit sich die theoretischen Erkenntnisse auf die von Therapierenden empirisch wahrnehmbare Realität übertragen lassen. Hierzu werden möglichst konkrete Beschreibungen vom Erscheinungsbild des Erkenntnisgegenstandes angefertigt. Ausgewählte Probleme des Theorie-Praxis-Transfers werden unter Rückgriff auf die Literatur skizziert und in Form phänotypischer Beispiele in die Realwelt des Therapeuten/der Therapeutin projiziert.

Der dritte Teil der Arbeit zielt auf die Forschungsfrage, welche Ansatzmöglichkeiten es gibt, um die beschriebenen Theorie-Praxis-Probleme auf Handlungsebene zu lösen. Hierzu werden die theoretischen Überlegungen zum Gegenstand empirischer Forschung gemacht, um anhand problemzentrierter Interviews mit Experten/Expertinnen Wege zur Überwindung der Theorie-Praxis-Kluft in den ausgewählten Handlungsfeldern der Schlaganfallrehabilitation anzudenken.

Im vierten und letzten Teil der Arbeit erfolgt ein Übertragung, bei dem die Ergebnisse aus den vorherigen drei Teilen der Arbeit diskutiert werden. Die Diskussion der Ergebnisse mündet in ein Fazit mit möglichen Implikationen für die klinische Praxis.

2.7 Inhaltliche und begriffliche Abgrenzung

Zur Konkretisierung und Schaffung eines einheitlichen Verständnisses für den Forschungsgegenstand bedarf es einer operationalen Definition wichtiger Schlüsselbegriffe auf inhaltlicher Ebene (vgl. Stangl, 2020; Koschnick, 1984).

Im Mittelpunkt der *psychologischen Überlegungen* zur Überwindung der Theorie-Praxis-Kluft in ausgewählten Handlungsfeldern der Schlaganfallrehabilitation steht das Erleben und Verhalten von Therapierenden im Kontext evidenzbasierter Praxis. Die *evidenzbasierte Praxis* (eng. *Evidence based Practice,* kurz *EBP*) beschreibt die systematische Anwendung von Wissen in der therapeutischen Praxis. Der *Paradigmenwechsel in der Neurorehabilitation* hat den Weg zur evidenzbasierten Praxis maßgeblich bestimmt und das Erleben und Verhalten von Therapierenden in den vergangenen Jahren direkt und indirekt geprägt. Daher werden diese Einflüsse in dieser Arbeit als *erlebens- und verhaltensbeeinflussende Determinanten* beschrieben. Die *Theorie-Praxis-Kluft* wird aus psychologischer Sicht als ein Übersetzungsproblem (*Theorie-Praxis-Problem*) zwischen Wissen und Handeln (vgl. Huber, 2005) angesehen. Für die Theorie-Praxis-Kluft existieren in der Literatur mehr als hundert verschiedene Begriffe (vgl. Vollmer et al., 2017). Häufig wird auch der Begriff *Wissen-Praxis-Lücke* (eng. *Knowledge-Action-Gap*) verwendet. Das Übersetzungsproblem entsteht während des Transfers von evidenzbasiertem Wissen in die klinische Praxis. Physiotherapeuten und -therapeutinnen sowie Ergotherapeuten und

-therapeutinnen erkennen nicht, wann und wie sie neues evidenzbasiertes Wissen in die Therapie überführen müssen. Sie verfügen zudem über robuste handlungssteuernde Wissensbestände, die erst verändert werden müssen, damit neues Wissen handlungswirksam werden kann (vgl. Tiebel/ Huber, 2020). Der Transfer von Wissen in die Praxis wird als *Theorie-Praxis-Transfer* bezeichnet. Häufig wird auch der Begriff *Wissenstranslation* (eng. *Knowledge Translation,* kurz *KT*) verwendet. Ebenso erscheint in der Literatur der Begriff der *Wissenszirkulation,* der insbesondere den Charakter des Teilens von Wissen zwischen Forschung und Praxis deutlich zu machen versucht (vgl. Vollmer et al., 2017). Wissenschaftstheoretisch betrachtet ist der Theorie-Praxis-Transfer Gegenstand der *Implementierungsforschung. Implementierungsforschung* umfasst die wissenschaftliche Untersuchung von Methoden, die den Übertrag aktueller Forschungsergebnisse in die Patientenversorgung unterstützen. Womit das Ziel verfolgt wird, die Qualität und Effektivität des Gesundheitssystems zu verbessern (vgl. Vollmer et al., 2017). Mit *Ansätzen zur Überwindung* der Theorie-Praxis-Kluft zielt die vorliegende Forschungsarbeit auf eben solche Verbesserungen in der Qualität und Effektivität der Gesundheitsversorgung unter Achtung des/ der Therapierenden als Individuum und Schlüsselfigur zwischen wissenschaftlichem Erkenntnisgewinn und patientenzentrierter Praxis. Die *ausgewählten Handlungsfelder der Schlaganfallrehabilitation* grenzen den Forschungsgegenstand dabei sowohl auf Makroebene (Eingrenzung auf die Berufsfelder Ergotherapie und Physiotherapie), Mesoebene (Eingrenzung auf die motorische Therapie nach Schlaganfall) und Mikroebene (Eingrenzung auf bestimmte Theorie-Praxis-Probleme) ab.

3 Übersicht zum Stand der Forschung

Ziel dieses Kapitels ist es, mithilfe eines systematischen Ansatzes einen Überblick über die Literatur zu erlangen, um die Forschungsfrage beantworten zu können, welche erlebens- und verhaltensbeeinflussenden Determinanten sich anhand psychologischer Kriterien aus dem aktuellen Stand der Forschung ableiten lassen.

3.1 Hintergrund

Wissenschaftliche Arbeit stützt sich niemals allein auf das eigene Wissen. Sie baut auf bereits bestehendes Wissen auf. Durch eine Übersicht zum Stand der Forschung wird die eigene Forschungsleistung erst möglich. Zudem macht sie deutlich, an welchen Stellen sich die eigene Arbeit auf bereits vorhandenem Erkenntnisgewinn abstützt.

Wie schon in Kapitel 2 dargelegt, ist trotz aller Fortschritte in der Schlaganfallrehabilitation festzustellen, dass der Theorie-Praxis-Transfer für Therapierende eine Herausforderung darstellt (vgl. Bayley et al., 2012). Die Entwicklungen der vergangenen Jahre hin zu einer evidenzbasierten Denkhaltung können als erster Schritt in Richtung einer konsequenten Wissenszirkulation verstanden werden. Zur erfolgreichen Implementierung von Forschung in die Praxis gehört jedoch mehr: Evidenzbasierte Schlaganfallinterventionen müssen konsequent in die routinemäßige therapeutische Praxis integriert werden. Nur so können die Auswirkungen schlaganfallbedingter Behinderungen bestmöglich beeinflusst werden (vgl. Juckett et al., 2019).

Forschende, die sich intensiv mit dem Theorie-Praxis-Transfer befassen, beschreiben eine durchschnittliche Latenz von 17 Jahren, die zwischen Erkenntnisgewinn und Praxistransfer liegen. Lediglich 14 % aller Forschungsergebnisse münden überhaupt in die Anwendungsbereiche (vgl. Morris et al., 2011; Green et al., 2009; Balas et al., 2000). Die Rehabilitation ist gegen diese Verzögerungen nicht immun (vgl. Juckett et al., 2019).

Mit dem Ziel, effektive Strategien zur Umsetzung von evidenzbasierter Praxis in der Schlaganfallrehabilitation zu identifizieren, wurden in den vergangenen Jahren bereits Forschungsbedarfe festgestellt und im Rahmen von Implementierungsforschungsprojekten ins Werk gesetzt. Die Implementierungsforschung hat sich damit zu einem für die Rehabilitation bedeutenden Forschungszweig entwickelt (vgl. Juckett et al., 2019). Bemühungen, die sich unter anderem in einer Zunahme relevanter Forschungspublikationen widerspiegeln (vgl. Juckett et al., 2019).

Um den aktuellen Stand der Forschung zur Wissenstranslation in den motorischen Therapien der Schlaganfallrehabilitation zusammenzufassen, wird nachfolgend ein Scoping Review durchgeführt, bei dem der Fokus konzeptuell und inhaltlich auf den psychologischen Aspekten des Theorie-Praxis-Transfers liegt.

3.2 Methodik

Scoping Reviews werden eingesetzt, wenn eine Orientierung über den gegenwärtigen Stand der Forschungsliteratur erlangt werden soll. Die Erstellung ist insbesondere dann sinnvoll, wenn die Literatur nach bestimmten Gesichtspunkten noch nicht umfassend bewertet wurde und sie eine komplexe und heterogene Problematik aufweist. Folglich ist der Scoping Review eine geeignete Methode, um Forschung nach bestimmten Merkmalen und Kriterien zu erfassen und damit eine Grundlage für weitere Forschungsarbeit zu legen (vgl. von Elm et al., 2019).

Für die Durchführung des Scoping Reviews wird ein von Arksey und O'Malley entwickeltes Vorgehen gewählt (vgl. 2005). Es ermöglicht die Einbeziehung verschiedener Studiendesigns, was einen umfassenden Überblick über die Literatur ermöglicht (vgl. Arksey/O'Malley, 2005). Im Gegensatz zu systematischen Übersichtsarbeiten wird die Qualität der Evidenz im Scoping Review nicht bewertet. Das Ziel wird anhand von Forschungsfragen bestimmt (vgl. Arksey/O'Malley, 2005). Die Erstellung eines Scoping Reviews verläuft nach Arksey und O'Malley entlang eines fünfstufigen Erhebungs- und Auswertungsprozesses, der

1) die Festlegung der Forschungsfrage,
2) die Identifizierung relevanter Studien,

3) die Auswahl der Studien,
4) die Aufzeichnung der Daten und
5) die Zusammenfassung und Berichterstattung der Ergebnisse umfasst (vgl. Arksey/O'Malley, 2005).

3.2.1 Festlegung der Forschungsfrage

Die Forschungsfrage des Scoping Reviews entspricht der ersten Forschungsfrage dieser wissenschaftlichen Arbeit: Welche erlebens- und verhaltensbeeinflussenden Determinanten lassen sich nach psychologischen Kriterien aus dem aktuellen Stand der Forschung ableiten?

Erwartet wird eine möglichst präzise Lokalisation von Studien, die sich mit folgenden Inhalten befassen: 1) Determinanten, die die Umsetzung von EBP in der Schlaganfallrehabilitation durch Physiotherapeuten und Ergotherapeuten sowie angrenzende Fachdisziplinen gefördert oder behindert haben und 2) Strategien, die die Umsetzung von EBP in der Schlaganfallrehabilitation durch Physiotherapeuten und Ergotherapeuten sowie angrenzenden Fachdisziplinen gefördert haben.

3.2.2 Identifikation relevanter Studien

Zur Identifikation relevanter Studien erfolgte eine systematische Literatursuche in der Datenbank PubMed. PubMed ist eine englischsprachige textbasierte Meta-Datenbank mit Referenzen auf medizinische Artikel, bezogen auf den gesamten Bereich der Biomedizin (vgl. McEntyre/Lipman, 2001). Die Datenbank wurde mit einer Einschränkung des Publikationsdatums ab 2000 durchsucht. Die Durchführung erfolgte einmalig am 25. April 2020. Zur Entwicklung der Suchstrategie wurden zunächst Ad-hoc-Suchläufe durchgeführt. Diese entsprachen einer pragmatischen Schnellsuche und dienten der Identifikation von Referenzartikeln. Aus diesen Referenzartikeln konnten weitere Schlagworte und MeSH-Terms entnommen und in die finale Suchstrategie integriert werden. Zudem wurden die Literaturverzeichnisse der Referenzartikel nach relevanten Quellen durchsucht. So konnten weitere Schlüsselpublikationen identifiziert werden, anhand derer die Sensitivität und Spezifität des Suchalgorithmus überprüft werden konnte. Ressourcenabhängig wurde ein bestmöglicher Kompromiss aus Sensitivität (Vollständigkeit) und Spezifität (Präzision) angestrebt (vgl. Bayer et al., 2019). Die verwendeten Suchbegriffe sind in Tab. 3.1 zusammengefasst.

Tab. 3.1: Suchbegriffe und MeSH-Terms für die Literaturrecherche

Type	Population, Target Group	Intervention, Method
Free Terms	stroke, rehabilitation, occupational therapy, physiotherapy	evidence-based practice, knowledge translation, knowledge to action, knowledge transfer, implementation, dissemination, research utilization
MeSH-Terms	stroke rehabilitation	knowledge, translational medical research

3.2.3 Aufzeichnung der Daten

Ausgehend von der Zielsetzung wurde als Bezugsrahmen das *Theoretical Domains Framework (TDF)* (vgl. Atkins et al., 2017) verwendet. Das TDF ist eines der am häufigsten verwendeten Bezugsrahmenmodelle im Bereich der Implementierungswissenschaften (vgl. Birken et al., 2017). Es wurde von Gesundheitspsychologen und Implementierungsforschern entwickelt, um das Erleben und Verhalten von Gesundheitspraktikern als Reaktion auf neue Erkenntnisse aus Wissenschaft und Forschung zu erfassen.

In der ursprünglichen Version des TDF wurden 33 verhaltensänderungsrelevante psychologische Theorien in 128 Konstrukte (Bestandteile von Theorien) integriert, die insgesamt zwölf Domänen (Konzept, auf das eine Theorie anwendbar ist, z. B. Motivation) zugeordnet wurden. Im Jahr 2012 wurde das TDF revidiert und validiert (vgl. Cane et al., 2012). Es besteht seitdem aus 15 Bereichen und 84 Konstrukten (vgl. Abb. 3.1 und Definitionen nach VandenBos).

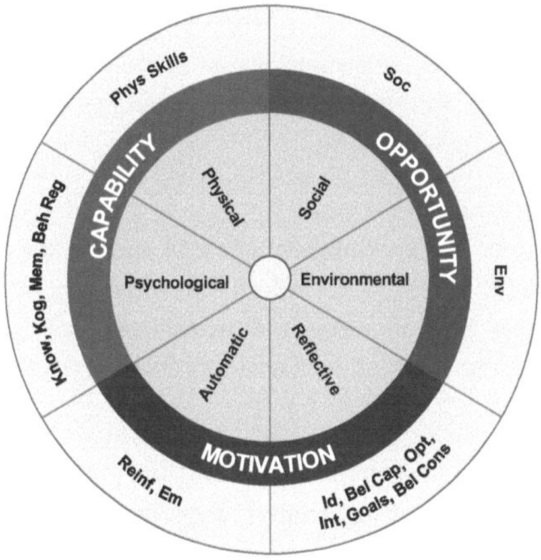

Soc – Social influences
Env – Environmental context and resources
Id – Professional role and identity
Bel Cap – Beliefs about capabilities
Opt – Optimism
Int – Intentions
Goals – Goals, intentions and motivation
Bel Cons – Beliefs about consequences
Reinf – Reinforcements
Em – Emotion
Know – Knowledge
Kog – Kognition
Mem – Memory, attention and decision process
Beh Reg – Behavioral regulation
Phys Skills – Physical Skills

Abb. 3.1: Flussdiagramm, das die Taxonomie des TDF illustriert. Das äußere Rad stellt die 15 Bereiche dar, die sich auf die übergeordneten Domänen im Inneren des Kreises beziehen. In der Mitte stehen die drei Quellen des Verhaltens: „Capability", „Opportunity" und „Motivation" (Atkins et al., 2017)

Die nachfolgenden Definitionen der 15 TDF-Bereiche entsprechen den anerkannten Definitionen der American Psychological Association (VandenBos, 2007):

„**Knowledge, Beliefs and Cognitive Skills:** An awareness of the existence of something. Underlying constructs: Knowledge (including knowledge of condition/scientific rationale), Procedural Knowledge, Knowledge of Task Environment, Intellectual ability.

Memory, Attention and Decision Processes: The ability to retain information, focus selectively on aspects of the environment and choose between two or more alternatives. Underlying constructs: Memory, Attention, Attention control, Decision making, Cognitive overload/tiredness.

Behavioral Regulation: Anything aimed at managing or changing objectively observed or measured actions. Underlying constructs: Self-monitoring, Breaking habit, Action persistence, Behavioral change

Skills: An ability or proficiency acquired through practice. Underlying constructs: Skills, Skills development, Competence, Ability, Interpersonal skills, Practice, Skill assessment.

Social Influences: Those interpersonal processes that can cause individuals to change their thoughts, feelings or behaviors. Underlying constructs: Social pressure, Social norms, Group conformity, Social comparisons, Group norms, Social support, Power, Intergroup conflict, Alienation, Group identity, Modelling.

Environmental Context and Resources: Any circumstance of a persons' situation or environment that discourages or encourages the development of skills and abilities, independence, social competence and adaptive behavior. Underlying constructs: Environmental stressors, Resources/materials, Organizational culture/climate, Salient events/critical incidents, Person-environment interaction, Environmental barriers/ facilitators.

Social/Professional Role and Identity: A coherent set of behaviors and displayed personal qualities of an individual in a social or work setting. Underlying constructs: Professional identity, Professional role, Social identity, Identity, Professional boundaries, Professional confidence, Leadership, Group identity, Organizational commitment.

Beliefs about capabilities: Acceptance of the truth, reality or validity about an ability, talent, or facility that a person can put to constructive use. Underlying constructs: Self-confidence, Perceived competence, Self-efficacy, Perceives behavioral control, Beliefs, Self-esteem, Empowerment, Professional confidence.

Optimism: The confidence that things will happen for the best or that desired goals will be attained. Underlying constructs: Optimism, Pessimism, Self-fulfilling, prophecies, Unrealistic optimism, Unrealistic pessimism.

Intentions: A conscious decision to perform a behavior or a resolve to act in a certain way. Underlying constructs: Stability of intentions, Stages of Change, Plan-do intention, Implementation intention, Motivation.

Goals: Mental representations of outcomes or end states that an individual wants to achieve. Underlying constructs: Goals (distal/proximal), Goal priority, Goal/target setting, Goals (autonomous/controlled), Action planning.

Beliefs about consequences: Acceptance of the truth, reality or validity about outcomes of a behavior in a given situation. Underlying constructs: Beliefs, Outcome expectancies, Characteristic of outcome expectancies, Anticipated regret, Consequences.

Reinforcement: Increasing the probability of a response arranging a dependent relationship, or contingency, between the response and a given stimulus. Underlying constructs: Rewards (proximal/distal, valued/not valued, probably/improbably), Incentives, Punishment, Consequents, Reinforcement, Contingencies, Sanctions.

> **Emotion:** A complex reaction pattern, involving experiential, behavioral and psychological elements, by which the individual attempts to deal with a personally significant matter or event. Underlying constructs: Fear, Anxiety, Affect, Stress, Depression, Positive/negative affect, Burn-out."

Während sich andere Theorien meist auf einzelne Bereiche, wie z. B. Motivation, konzentrieren, bezieht das TDF auch soziale Faktoren und Umweltfaktoren ein. Damit lassen sich mögliche Einflussfaktoren ganzheitlich erfassen (vgl. Atkins et al., 2017).

Grundsätzlich kann das TDF, wie in diesem Scoping Review, zur rückwirkenden Identifikation psychologischer Determinanten genutzt werden. Es kann aber auch als Planungs- und Steuerungsinstrument eingesetzt werden, um an zuvor identifizierte Förderfaktoren und Barrieren zu adressieren und damit die Ergebnisse einer Umsetzungsstrategie positiv zu beeinflussen; und es kann als Evaluationsinstrument eingesetzt werden, um die Wirkung einer Intervention auf bestimmte Verhaltensdeterminanten zu bewerten (vgl. Nilsen, 2015).

3.2.4 Zusammenfassung und Berichterstattung der Ergebnisse

Ausgehend von der Zielsetzung und den beschriebenen Datenerhebungs- und Auswertungsverfahren ergab die Analyse zum einen einen Überblick über die eingeschlossenen Studien; zum zweiten Charakteristika und wesentliche Merkmale dieser Studien und zum dritten erlebens- und verhaltensbeeinflussende Determinanten.

3.3 Ergebnisse

Psychologische Verhaltensdeterminanten (TDF)

Zu allen 15 Bereichen des TDF konnten Daten aus der Literatur entnommen werden, die den 84 Konstrukten des Bezugsrahmens entsprachen und sich auf Strategien zur Umsetzung von Forschung in die Praxis bezogen. Die Ergebnisse werden nachfolgend in einem grafischen Mehrebenenmodell zusammengefasst, in dem zunächst die jeweilige Domäne des TDF, darunter die zugehörigen Konstrukte und darunter die identifizierten Literaturdaten zusammengefasst werden. Die hochgestellten Ziffern sind Quellenangaben und korrespondieren mit der Indexnummer der Übersichtstabelle[1].

CAPABILITY

Psychological

Die psychologische Quelle der Veränderung umfasst die Bereiche *Knowledge, Beliefs and Cognitive Skills, Memory, Attention and Decision Processes* und *Behavioral Regulation*. Die Abb. 3.2 fasst die Ergebnisse aus diesen Bereichen zusammen, auf die nachfolgend inhaltlich eingegangen wird.

Im Bereich *Knowledge, Beliefs and Cognitive Skills* ließen sich zu den vier zugehörigen psychologischen Konstrukten insgesamt zwölf inhaltlich relevante Aspekte aus dem Material entnehmen. Wichtige Aspekte waren fehlendes Wissen, Bewusstsein für die Theorie-Praxis-Kluft, Schulung im Bereich des Wissenstransfers sowie die Bereitstellung evidenzbasierter Informationen.

Im Bereich *Memory, Attention and Decision Processes* fanden sich zu den fünf zugehörigen psychologischen Konstrukten neun Aspekte. Hierzu zählten Therapieauswahl oder Priorisierung, klinische Entscheidungsfindung und die Fähigkeit, Evidenz und Leitlinien im Alltag richtig einzusetzen.

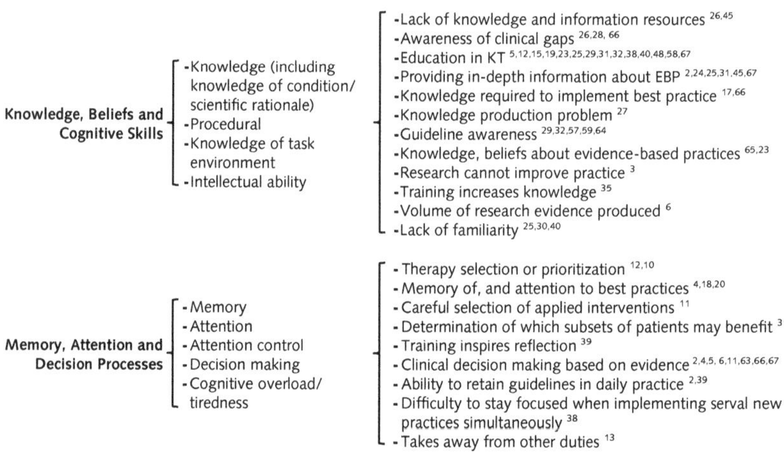

1 Sie finden die Übersichtstabelle auf der Verlagswebsite im Downloadbereich.

Behavioral Regulation

- Self-monitoring
- Breaking habit
- Action persistence
- Behavioral change

- Inconsistency with predominant local practice [2]
- Regular education [59]
- Discussion prompts best practice [33,34]
- Starting a journal club [44,57,59,65]
- Professional development [64]
- Reflexive "step back" to everyday clinical practice [46]
- Providing individual follow-up and lengthier contacts [2]
- Changing routines [42]
- Supervision of trainees [33,34,39,54]
- Participating in active multifaceted KT interventions [5,40]
- Assumption of responsibility [9]
- Asynchronous online discussion groups [9]
- Opportunities for case-based learning of new skills [9]
- Actively bridging the research to practice gap [16,51]
- Communities of practice, to underpin and sustain improvements in healthcare [16]
- Being a full member of both the research team and their area of clinical practice [16]
- Clinical champions [19,48,67]
- Audit tools [17,19,25,28,32,33,3443,51]
- Follow-up period after a conference/learning session to share experiences and receive feedback [24]
- Obtaining a certificate of recognition at completion of a course/seminar [23]
- Forgetting to implement [25]
- Methods for self-monitoring performance in order to measure fidelity [25,28]
- Supervisory person responsible for their service's implementation initiatives [28]
- Refresher sessions during learning phase [9,15,31,26]
- Prompts or reminders to sustain implementation [25,61]
- "Keeping it going" is perceived to be challenging [42]
- Difficulty to change working routines [42]
- Coaching, supervision [12,58,59]
- Pocket cards [15,19,23,38,40]
- Written prompts [59]
- Difficult to attempt best practices with certain patients [23]
- Habit of previous practice [20]
- Learning occurs within the context of an interactive, "real life' situation" [20]
- Use of clinical outcome measurements to objectify work results [4]

Abb. 3.2: Zusammenfassung der Bereiche „Knowledge, Beliefs and Cognitive Skills", „Memory, Attention and Decision Process" „Behavioral Regulation"

Im Bereich *Behavioral Regulation* konnten für die vier zugehörigen psychologischen Konstrukte insgesamt 34 relevante Merkmale aus der Literatur entnommen werden. Als Herausforderung wird der Aspekt der nachhaltigen Verhaltensänderung in der klinischen Praxis beschrieben. Insbesondere Supervision, Qualitätsaudits, wiederkehrende Schulungen und Maßnahmen zu Selbstüberprüfung sowie die Übernahme von Verantwortung spielen hier eine Rolle.

Physical

Die physische Quelle der Veränderung entspricht dem Bereich *Physical Skills* (Abb. 3.3).

Physical Skills

- Skills
- Skills development
- Competence
- Ability
- Interpersonal skills
- Practice
- Skill assessment

- Skills required to implement best practice [5,17,45,68]
- Ability/need for training [1]
- Lack of research skills [8]
- Lack of understanding statistics [59]
- Inability to critically appraise [3]
- Familiarity with outcome measures [4]
- Ability to make a comparative clinical assessment [4]
- Lack of basic evidence-based practice skills [24]
- Demand versus ability to change [29]
- Higher levels of education [3,23]
- Access to wealth of research restricted by inability [5]
- Academic training [6]
- Ability to critically interpret research findings [3,9]
- Self-paced online learning with additional group and individual practice sessions [31]
- Scheduling of barriers to accessing education [9]
- Received EBP training in school [24]
- Web-based learning and skill acquisition [24]
- Practicing assessments and interventions on other clinicians to integrate new knowledge [24]
- Accessing online modules that provide quick and easy reference to synthesized evidence (such as quizzes, case studies, videos, pictures, practical examples) [24]
- Lack of familiarity with new treatments [40]
- Tailoring of lecture length and details to learner [2]
- Individual learning style [2]
- Hands on workshops [31]

Abb. 3.3: Zusammenfassung des Bereiches „Physical Skills"

Im Bereich *Skills* konnten für die sieben zugehörigen psychologischen Konstrukte insgesamt 23 relevante Inhalte gefunden werden. Mängel werden in den Bereichen akademische Bildung, Verständnis für wissenschaftliches Arbeiten und internetbasiertes Lernen beschrieben. Workshops und praktische Schulungen können der Erweiterung therapeutischer Fähigkeiten dienen.

OPPORTUNITY

Environmental

Umwelteinflüsse als Quelle der Veränderung werden im Bereich *Environmental Context and Resources* zusammengefasst (vgl. Abb. 3.4 und Abb. 3.5)

Im Bereich *Environmental Context and Resources* konnten zu den sechs zugehörigen psychologischen Konstrukten insgesamt 30 relevante Inhalte gefunden werden. Ressourcenmangel und Restriktionen im direkten und indirekten Handlungsumfeld werden regelmäßig als Barrieren beschrieben. Genannt werden in diesem Zusammenhang Zeitmangel, Ausbildung, Therapieauswahl sowie Mangel an Ausrüstung und Teamgeist.

Social Influences

- Social pressure
- Social norms
- Group conformity
- Social comparisons
- Group norms
- Social support
- Power
- Intergroup conflict
- Alienation
- Group identity
- Modelling

- Isolation from peers [3,16]
- Champion Therapists [19,59]
- Knowledge broker[18]
- Team motivation [11,23,29,37]
- Patient motivation [41,51,56]
- Contact and discussion with other therapists' influence behavior to a greater extent [2]
- Interactive mode for KT [2]
- Consultations with key decision makers [2]
- Cooperation of colleagues [4,27,55]
- Social influence on guideline adoption and adherence [2,49,60]
- Participation in research activities at work [6,51]
- Interactive, face-to-face education sessions in group format [9]
- Lack of team functioning [12,49]
- Recognition within the interdisciplinary teams [11]
- Collaborative and symbiotic relationship with stakeholders [19]
- Presence of a multidisciplinary stroke team [23,43,63]
- Shared exchange of experience [39]
- Lack of team communication, interdisciplinary collaboration [9]
- "It takes a team" to successfully create, positive interdisciplinary KT activities and education [42]
- Collaboration between professionals [10,19,39,54]
- Interdisciplinary collaboration [10,19,39,54]
- Team members' acceptance of change towards EBP [12,37]
- Other engaged therapists [27]
- Meetings between research and therapy teams [33,34]
- Communication important to ensure treatment schedules [46]

Abb. 3.4: Zusammenfassung des Bereiches „Environmental Context and Resources"

Social

Soziale Einflüsse als Quelle der Veränderung werden im Bereich *Social Influences* zusammengefasst (Abb. 3.5).

Im Bereich *Social Influences* konnten zu den elf zugehörigen psychologischen Konstrukten insgesamt 25 relevante Aspekte aus der Literatur entnommen werden. Als Einflussfaktoren lassen sich hier Teamgeist, interdisziplinärer Austausch und eine übergreifende Zusammenarbeit zwischen Forschung und Praxis herausstellen. Zudem wird die Bildung von Netzwerken als Förderfaktor beschrieben. Fehlende Kommunikation und mangelnde interdisziplinäre Zusammenarbeit werden hingegen als Barrieren beschrieben. Vorbilder (Champion Therapists) und Wissensvermittler (Knowledge Broker) können den Transfer von Theorie in die Praxis begünstigen.

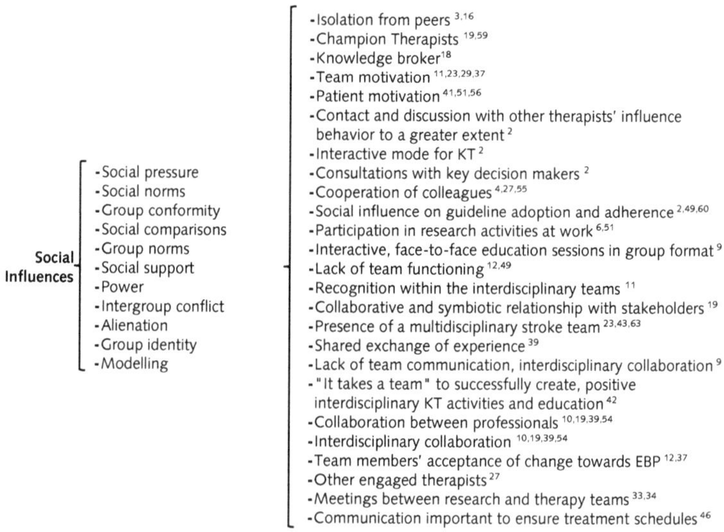

Abb. 3.5: Zusammenfassung des Bereiches „Social Influences"

MOTIVATION

Reflective Motivation

Reflektierende Motivatoren als Quelle der Veränderung gliedern sich in sechs unterschiedliche Bereiche: *Social/Professional Role and Identity*, *Beliefs about capabilities*, *Optimism*, *Intentions*, *Goals* und *Beliefs about consequences* (vgl. Atkins et al., 2017). Abb. 3.6 bis Abb. 3.9 fassen die Ergebnisse der Bereiche zusammen.

Social/Professional Role and Identity

- Professional identity
- Professional role
- Social identity
- Identity
- Professional boundaries
- Professional confidence
- Leadership
- Group identity
- Organizational commitment

- Therapist's role in KT [3]
- Unclear responsibility for knowledge translation [40,44]
- Unclear role of therapist in supporting EBP [13]
- Feeling to be part of the change process [5,11,39,55]
- Involving as an implementer of science [39]
- Being an outsider to the scientific world [39]
- Feeling to be included and becoming part of KT as an implementer of science [39]
- Acting as knowledge broker/mentor [18,25,29,31,59,60,64,67]
- How implementation fits within individuals' role [60]
- Lack of organizational commitment [18,20,48,54,57]
- Compatibility with personal values, ideas, expectations, experiences, practices [37]
- Perceived role in terms of EBP [3]
- Being an outsider to the scientific world [39]
- Differences in cultures lead to conflicting values [37,41]

Abb. 3.6: Zusammenfassung des Bereiches „Social/Professional Role and Identity"

Im Bereich *Social/Professional Role and Identity* konnten zu den neun zugehörigen psychologischen Konstrukten 14 relevante Kriterien gefunden werden. Es zeigte sich, dass die Rolle des Therapeuten und das Gefühl, Teil des Wandlungsprozesses zu sein, neben der Wahrnehmung der eigenen Identität im evidenzbasierten klinischen Prozess wichtige Teilaspekte darstellen. Die Rolle des Therapeuten beim Transfer von Wissen in die Praxis scheint nicht eindeutig geklärt. Veränderungen im Arbeitsumfeld können mit dem Gefühl des Verlustes des *organisationalen Committments* einhergehen.

Beliefs about capabilities

- Self-confidence
- Perceived competence Self efficacy
- Perceives behavioral control
- Beliefs
- Self-esteem
- Empowerment
- Professional confidence

- Perceived lack of control [31]
- Confidence in new treatment methods [54]
- Lost confidence in personal therapeutic skills [5,31]
- Confidence to "push patients harder" [46]
- Change dependent lack of self-efficacy [3,6,15,31,54,58]
- Feeling to have skills and ability to change practice [5,29,32]
- Lack of confidence to be able to interpret research findings and to translate research in clinical practice [5]
- Perceptions of usefulness of research evidence [6,26,33,34,36,39]
- Beliefs about capabilities of professionals [17,49]
- Feeling not been adequately trained [48]
- Perceived lack of self-efficacy (technical skills and medical procedures) [3,6,8,31,54,58,64]
- Competence gained from KT programs [64]
- Conflicting information about value of interventions [64]
- Inconsistency with predominant local practice [2]

Abb. 3.7: Zusammenfassung des Bereiches „Beliefs about capabilities"

Im Bereich *Beliefs about capabilities* konnten den acht zugehörigen psychologischen Konstrukten 14 inhaltlich zutreffende Aspekte aus der Literatur entnommen werden. Konfliktäre Informationen über den Wert und Nutzen evidenzbasierter Interventionen, das mangelnde Gefühl von Selbstwirksamkeit und das Gefühl, nicht ausreichend geschult zu sein, können hier als Einflussfaktoren angeführt werden.

Optimism
- -Optimism
- -Pessimism
- -Self-fulfilling prophecies
- -Unrealistic optimism
- -Unrealistic pessimism

- -Optimism about recovery [59]
- -Optimism about usefulness and value of new therapies, technologies, approaches [2,6,25,26,30,33,34,39,60]
- -Patient's acceptance of new therapies [59]
- -Belief that EPB makes things worse [54,64]
- -Belief that research and guidelines are cumbersome, so not always address clinical questions/reflect real world practice [2]
- -Generalizability of research findings [13]
- -Agreement with an intervention – not practical [40,64]
- -Having an inquisitive practice style in which new information is constantly sought [23]
- -Hesitant to try new ideas [12,13,25]

Abb. 3.8: Zusammenfassung des Bereiches „Optimism"

Im Bereich *Optimism* konnten den fünf zugehörigen psychologischen Konstrukten neun Literaturauszüge zugeordnet werden. Optimistisch sind Therapeuten hinsichtlich des Nutzens neuer Therapien und Technologien. Jedoch sind sie zögerlich in der Umsetzung neuer Ideen und nicht immer überzeugt, dass die evidenzbasierte Praxis besser ist.

Im Bereich *Intentions* konnten zu den vier zugehörigen psychologischen Konstrukten insgesamt 18 inhaltlich relevante Verknüpfungen hergestellt werden. Es zeigte sich, dass sich Therapeuten/Therapeutinnen in einer frühen Phase des Veränderungsprozesses befinden. Auch bei bestehender Intention und vorhandener Motivation evidenzbasiert zu arbeiten, liegt die Herausforderung in der praktischen Umsetzung.

Im Bereich *Goals* konnten den fünf zugehörigen psychologischen Konstrukten elf Aspekte zugeordnet werden. Als Hauptzielsetzungen können Patientenzentrierung und Outcome genannt werden. Im Hinblick auf den Theorie-Praxis-Transfer wird die Notwendigkeit realistischer und kleinschrittiger Ziele beschrieben. Zielkonflikte und fehlende Konsequenz in der Umsetzung werden als Barrieren genannt.

Intentions

- Stability of intentions
- Stages of Change
- Plan-do intention
- Implementation intention

- Recognition that something must change [2,5,27,33,34,49,54]
- Difficulty to start to change [25,42,44,46]
- Discrepancy between attitude and behavior [18,41,45]
- Intention to implement best practice [17,18,33,34,36]
- Readiness and motivation to change is a key issue [20,23]
- Personal motivation to change current practices and engrained habits
- Initial agreement with new interventions [6,40,63]
- Relative priority of EBP [46,48,54,65]
- Awareness in provision of services [26]
- Focus on implementation [33,34]
- Inertia of previous practice [2]
- Pragmatic clinical evaluation [26]
- Accommodation to patients' choice and expectations [41]
- Interest and motivation to develop new skills [11]
- Practices that come up against the structure in daily practice and management claims [11]
- Therapists in a preparation or contemplation stage [20]
- Some recognized their practice had already changed [46]
- Shift required in how therapists prioritize treatment [12,58]

Goals

- Goals (distal/proximal)
- Goal priority
- Goal/target setting
- Goals (autonomous/ controlled)
- Action planning

- Improved Patient outcome [5,29,57]
- Moving stroke rehabilitation forward [61]
- Turning research into evidence based clinical practice [16,19,61,62]
- Client-centered goal setting [11,49]
- Making implementation explicit [29]
- Conflict when interventions do not fit to therapy goals [21,46]
- Conflicting goals and goal setting (e.g. quality versus quantity of movement) [29,37,41,46,60]
- Phased approach to implement interventions [33,34]
- Consequent translation of research into clinical practice [16]
- Identification of barriers and facilitations regarding KT [19]
- Difficulty to develop a program [13]

Beliefs about consequences

- Beliefs
- Outcome expectancies
- Characteristic of outcome expectancies
- Anticipated regret
- Consequences

- Lack of outcome expectancy [2]
- Influenceable through use of standardized assessment tools [4]
- Positive attitude towards outcome measures [4]
- Freedom to reflect on, and revisit content if necessary [5]
- Inability of patients to tolerate intensity of practice [13]
- No patient interest in use of interventions [13]
- Uncertainty regarding the emerging debate that the gains seen may be a result of intensity [13]
- Uncertainty regarding quantity of movement versus quality of movement [13]
- Uncertainty over EBP's role in improving motor dysfunction [14]
- Lacking beliefs regarding the consequences of implementing guidelines [33,34,41,46,49,59,60]
- Feel the benefit to patient and therapist will be minimal [25]
- Difficulty to know when patient is ready or appropriate [25]
- Rarity of patients who meet inclusion criteria [25]
- Transferability to own context [29]
- Meaningful results [30]
- Patients not receive individualized therapy [41]
- Concerns about their patients' ability and motivation [54]
- Expected patient health, safety and perceived risk [64]
- KT takes away from other duties [13]
- Determination of which subsets of patients may benefit [14]
- Practical experience of using an intervention tend to outweigh publications [46]
- Graded assessments gave therapists advantage of knowing they could push patients harder [46]

Abb. 3.9: Zusammenfassung des Bereiches „Intentions", „Goals" und „Beliefs about consequences"

Im Bereich *Beliefs about consequences* konnten zu den fünf zugehörigen psychologischen Konstrukten 22 Inhalte gefunden werden, wobei insbesondere die Ungewissheit über die Konsequenzen, die sich aus einer Implementierung leitliniengestützter Therapien in den Alltag ergeben, anzuführen ist.

Automatic Motivation

Automatisierte Motivatoren als Quelle der Veränderung werden in die Bereiche *Reinforcement* und *Emotion* unterteilt. Die Abb. 3.10 fasst die Ergebnisse dieser Bereiche zusammen.

Im Bereich *Reinforcement* konnten den sieben zugehörigen psychologischen Konstrukten zehn relevante Aspekte zugeordnet werden. Es werden einerseits Verbesserungen für den Patienten (Motivation, Outcome), andererseits kontext-, system- und umfeldbedingte Förderfaktoren (finanzielle Kompensation, Bereitstellung nötiger Ressourcen) beschrieben.

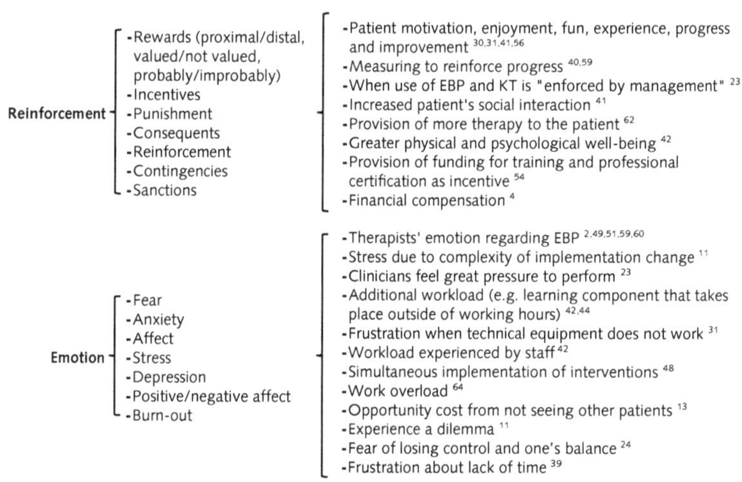

Abb. 3.10: Zusammenfassung der Bereiche „Reinforcement" und „Emotion"

Im Bereich *Emotion* konnten den sieben zugehörigen psychologischen Konstrukten insgesamt zwölf Auszüge aus der Literatur zugeordnet werden. Emotional ist der Transfer von Evidenz in die klinische Praxis mit Ängsten, dem Gefühl der Unsicherheit und Haltlosigkeit sowie dem Empfinden von Stress verbunden. Die Veränderungen im beruflichen Alltag gehen mit Mehrarbeit und überdurchschnittlichen Anstrengungen einher, die kompensiert werden müssen. Das Risiko der Überlastung wird beschrieben.

4 Phänomenologie

Ziel dieses Kapitels ist es, die im Scoping Review abstrahierten erlebens- und verhaltensbeeinflussenden Determinanten nun anhand konkreter phänotypischer Beispiele in die von Therapierenden empirisch wahrnehmbare Realität zu übertragen.

4.1 Hintergrund

Ausgehend vom Grundgedanken, dass die Fähigkeiten eines Individuums, seine Motivation und die Gelegenheiten als Hauptquellen sozialen Verhaltens angesehen werden können (vgl. Michie et al., 2011)[2], wurden die erlebens- und verhaltenswirksamen Determinanten im ersten Teil dieser Arbeit anhand des TDF zunächst theoretisch fundiert. Nun soll von höherer Abstraktionsebene zu dem zurückgekehrt werden, was sich tatsächlich ereignet: zur Wissenschaft der Erscheinungen und ihrer Zusammenhänge: der Phänomenologie.

4.2 Methodik

Die Phänomenologie (altgr.: *φαινόμενον phainómenon, Sichtbares, Erscheinung* und altgr.: *λόγος lógos, Rede, Lehre*) ist eine philosophische Strömung, deren Vertreter/-innen den Ursprung der Erkenntnisgewinnung in unmittelbar gegebenen Erscheinungen, den Phänomenen, sehen (vgl. Marx, 1989).

Die Phänomenologie wurde Anfang des 20. Jahrhunderts maßgeblich von Edmund Husserl geprägt. Sie fordert, das unmittelbare Erleben zum Ausgangspunkt der Forschung zu machen. Die Phänomenologie vertritt dabei, bei aller notwendigen und berechtigten Theoriebildung, die im ersten Teil dieser Arbeit vorgenommen wurde, den Standpunkt bei komplexen Erklärungsversuchen das unmittelbar Erlebte nicht aus den Augen zu

2 Im Mittelpunkt des TDF steht das COM-B-Verhaltenssystem, das die drei Quellen des Verhaltens *Capability* (Fähigkeit), *Opportunity* (Gelegenheit) und *Motivation* umfasst. Es bildet die Nabe des sogenannten *Behaviour Change Wheel* (BCW), um das herum die 15 Bereiche des TDF mit ihren zugehörigen Konstrukten angeordnet sind. (vgl. Abb. 3.1, S. 17)

verlieren. Dadurch soll verhindert werden, die Dinge nur durch die Brille einer *theoretisch fundierten Ideologie* zu sehen (vgl. Marx, 1989).

Mithilfe der Erscheinungslehre soll es nun daher gelingen, die bisher gewonnenen abstrakten Befunde anhand phänotypischer Beispiele in die empirisch wahrnehmbare Realität des/der Therapierenden zu projizieren und damit erlebbar zu machen. Im Gang der weiteren Untersuchung soll hierbei eine deskriptive Wissenschaft betrieben werden, die entsprechende Sachverhalte modellhaft beschreibt.

Die Verwendung eines theoretischen Bezugsrahmens ist auch in diesem Schritt unverzichtbar. Als Bezugsrahmen wird das *Knowledge to Action (KTA) Framework* des Canadian Institute of Health Research verwendet (vgl. Graham et al., 2006). Das KTA Framework definiert Wissenstranslation als einen iterativen Prozess, der Synthese, Verbreitung, Austausch und ethisch korrekte Anwendung von Wissen umfasst, um effektivere Gesundheitsdienste bereitzustellen und das Gesundheitssystem zu stärken (vgl. Hartling, 2016; Straus et al., 2010; Straus et al., 2009; Graham et al., 2006).

Knowledge to Action Framework

Das KTA Framework setzt sich aus zwei zusammenhängenden Hauptkomponenten zusammen: der Wissensschaffung und dem Aktionszyklus (vgl. Graham et al., 2006). Die beiden Hauptkomponenten mit den einzelnen Phasen des Aktionszyklus werden nachfolgend beschrieben (vgl. Graham et al., 2006):

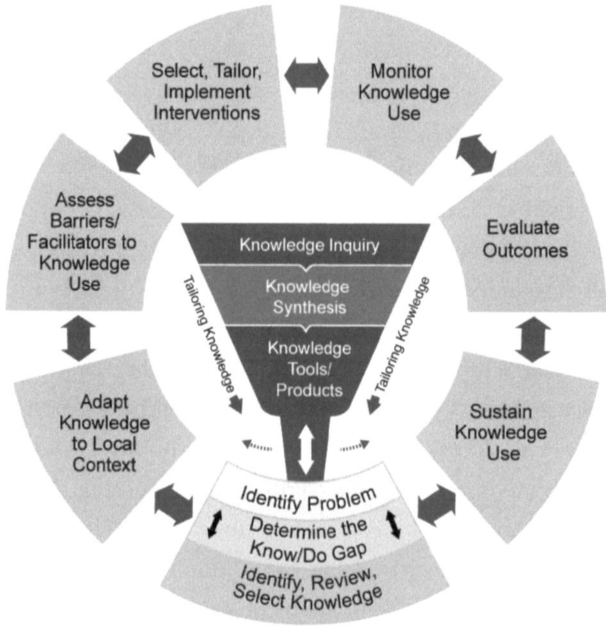

Abb. 4.1: Knowledge to Action Cycle (vgl. Graham et al., 2006)

Die erste Komponente des Modells (vgl. Abb. 4.1) ist der Wissensschöpfungstrichter, der die Produktion und Synthese von Wissen darstellt. Während sich das Wissen durch den Trichter bewegt, wird es konkretisiert und zusammengefasst, um für die Endbenutzer nützlicher zu sein. Diese innere Komponente des Modells ist in drei Phasen unterteilt, in

1) die Wissenserhebung,
2) die Wissenssynthese sowie
3) die Schaffung von Wissenswerkzeugen und -produkten.

Der äußere Aktionszyklus umfasst jene Aktivitäten, die für die Umsetzung des Wissens in der Praxis erforderlich sind. Der Aktionszyklus ist iterativ und besteht aus sieben Bereichen zur bewussten Anwendung von Wissen, um Verhaltens- und/oder Einstellungsänderungen zu bewirken.

Knowledge Inquiry

Die Wissenserhebung bezieht sich auf Primärstudien. Sie stellt den Großteil der durchgeführten Forschung dar. Die Erkenntnisse sind in diesem Stadium jedoch noch nicht so aufbereitet, dass sie auf breiter Ebene in der Praxis angewendet werden können (vgl. Graham et al., 2006).

Knowledge Synthesis

Die Wissenssynthese umfasst die Zusammenfassung von Ergebnissen einzelner Studien und deren Interpretation im Kontext der Evidenz. Die Wissenssynthese ist von wesentlicher Bedeutung, wenn es darum geht, das Potenzial von Interventionen für die Übersetzung in die Praxis zu prüfen und das vorhandene Wissen unter Anwendung strenger Methoden zu aggregieren. Dazu zählen beispielsweise systematische Übersichtsarbeiten und Meta-Analysen (vgl. Graham et al., 2006).

Knowledge Tools and Products

Bei der Herstellung von Wissenswerkzeugen und -produkten wird synthetisiertes Wissen verwendet, um Beweise in prägnanten und benutzerfreundlichen Formaten zu präsentieren, die auf die Informationsbedürfnisse der Endbenutzer/-innen zugeschnitten sind. Dazu gehören Dinge wie Leitlinien für die klinische Praxis und andere handlungsleitende Entscheidungshilfen (vgl. Graham et al., 2006).

Identify Problem

Das Erkennen der Theorie-Praxis-Kluft ist der Ausgangspunkt für die Umsetzung und beinhaltet die Identifizierung eines konkreten Theorie-Praxis-Problems, welches Aufmerksamkeit erfordert. Hierzu muss ein Abgleich zwischen Forschung und gelebter Praxis erfolgen, um Lücken zu identifizieren, die geschlossen werden müssen (vgl. Graham et al., 2006).

Adapt Knowledge to Local Context

Im nächsten Schritt muss eine Adaption neuen Wissens an den lokalen Kontext erfolgen. Dabei handelt es sich um einen entscheidenden Schritt, da die

Akzeptanz neuen Wissens entscheidend für eine nachhaltige Anwendung in der Praxis ist. Die Anpassung nationaler Leitlinien an den lokalen Kontext dient demnach nicht nur dazu, die Relevanz und Anwendbarkeit zu erhöhen, sondern den Endbenutzern ein Gefühl der Eigenverantwortung zu vermitteln, um die Umsetzung zu fördern (vgl. Graham et al., 2006).

Assess Barriers/Facilitators to Knowledge Use

Es gibt eine Reihe von Faktoren, die den Wissensübertrag in die Praxis fördern und behindern können. Diese gilt es in einem nächsten Schritt zu identifizieren, da insbesondere das Verständnis über die Barrieren, die den Umsetzungsstrategien entgegenstehen können, von entscheidender Bedeutung ist (vgl. Graham et al., 2006).

Select, Tailor, Implement Interventions

Nachdem das Wissen an den lokalen Kontext angepasst worden ist und ein Verständnis der potenziellen Förderfaktoren und Barrieren gewonnen wurde, geht es im nächsten Schritt um die konkrete Umsetzung der Maßnahmen. Hierzu müssen einzelne evidenzbasierte Interventionen ausgewählt, auf die Bedürfnisse der Patienten und Patientinnen zugeschnitten und schlussendlich praktisch angewendet werden (vgl. Graham et al., 2006).

Monitor Knowledge Use

Sobald eine neue Intervention eingeführt wurde, muss der Einsatz überwacht werden. Das Monitoring umfasst sowohl Einstellungs- als auch Verhaltenskomponenten und ist ein wichtiger Schritt, um eine nachhaltige Verhaltensänderung zu erzielen. Die Überwachung der Anwendung von neuem Wissen in der Praxis ist entscheidend, um zu verstehen, wie und in welchem Ausmaß sich die Umsetzungsstrategie auf die Ergebnisse (Evaluate Outcomes) auswirkt (vgl. Graham et al., 2006).

Evaluate Outcomes

Der nächste Schritt ist die objektive Bewertung der Ergebnisse. Damit ist gemeint, inwiefern sich die Anwendung von neuem Wissen auf die gewünschten Ergebnisse auswirkt. Als Messgrößen können das Verhalten von Patienten/Patientinnen und Therapierenden, Gesundheitsergebnisse und Veränderungen auf Systemebene herangezogen werden. Die Auswirkungen einer Strategie müssen mit expliziten, qualitativen und quantitativen Methoden bewertet werden, und zwar ausgehend von einer konkreten Fragestellung (vgl. Graham et al., 2006).

Sustain Knowledge Use

Da neu eingeführte Behandlungsprozesse i. d. R. nicht selbsttragend sind, erfordern sie eine ständige Überwachung. Im Laufe der Zeit können sich die Barrieren für die Wissensnutzung gegenüber den anfänglich identifizierten Barrieren verändern, sodass die Aufrechterhaltung der Wissensnutzung eine kontinuierliche Rückkopplungsschleife beinhaltet, die die Aktionsphasen zurückverfolgt. Der Umgang mit Nachhaltigkeit beinhaltet auch die Planung sowohl der Verbreitung als auch der Ausweitung der Wissensnutzung und die Frage, ob eine Innovation über die anfängliche Implementierung hinaus weiter genutzt wird (vgl. Graham et al., 2006).

4.3 Ergebnisse

Zu jeder Phase des Aktionszyklus wird nachfolgend ein phänotypisches Beispiel beschrieben, das die Problematik des Theorie-Praxis-Transfers verdeutlicht.

Das Problem der *Knowledge Inquiry*

Im Bereich der Wissenserhebung besteht das Problem fehlender Verantwortung für den Übertrag in die Praxis. Lynch und ihre Kollegen konnten 2018 feststellen, dass eine *alltagspraktische* Aufbereitung wissenschaftlicher Erkenntnisse für Forschende eine untergeordnete Rolle spielt. Über die Veröffentlichung der Studienergebnisse in einem Journal hinaus hat der Wissenstransfer für Forschende keine Priorität, da sich Forschende nach Abschluss einer Forschungsarbeit unmittelbar auf die Generierung neuer Forschungsergebnisse konzentrieren (vgl. Lynch et al., 2018). Sie werden dafür bezahlt und daran gemessen, neues Wissen zu generieren und nicht dafür, dieses über eine wissenschaftliche Publikation hinaus zu verbreiten (vgl. Lynch et al., 2018). Aufgrund dessen sehen viele Praktiker/-innen keinen Mehrwert in der Forschung. Sie kritisieren, dass Forschung einem Selbstzweck dient und keine Implikationen für die Praxis bereithält.

Das Problem der *Knowledge Synthesis*

Die Synthese von Primärforschungsergebnissen erfolgt in der Neurorehabilitation überwiegend mit Methoden der Metaanalyse. Ein Problem ist dabei die klinische Heterogenität der Kontrollgruppen, die die Zusammenführung von Ergebnissen fragwürdig macht und die Zuverlässigkeit der Ergebnisse verringert. Levack und seine Kollegen fanden 2019 heraus, dass in vielen Cochrane Reviews ein sogenanntes *Treatment as usual* als Kontrolle eingesetzt wird. Ihre Analysen ergaben, dass es sich dabei mitunter um eine Mischung verschiedener Kontrollinterventionen handelt (vgl. Levack et al., 2019). Zusammen mit der niedrigen Qualität von Primärstudien (vgl. Button et al., 2013; Ioannidis, 2005) zeigte sich in den letzten Jahren wiederholt, dass die in Metaanalysen kleiner Studien geweckten Hoffnungen auf eine Überlegenheit neuer Therapieansätze nicht bestätigt werden konnten. Die motorischen Leistungen von Patienten und Patientinnen in Interventions- und Kontrollgruppen verbesserten sich in großen Studien nämlich in ähnlichem Ausmaß (vgl. Ebinger et al., 2020; Stinear et al., 2020; Bernhardt et al., 2015; Duncan et al., 2011). Gegenwärtig ist nicht auszuschließen, dass hierfür tatsächlich das Fehlen eines zusätzlichen Nutzens der getesteten Interventionen ursächlich ist, was in Therapeutenkreisen von Neuem die Frage aufwirft, welche Vorteile die evidenzbasierte Praxis gegenüber traditionellen Therapieverfahren hat.

Das Problem der *Knowledge Tools and Products*

In Bezug auf Wissenswerkzeuge ist das Problem anzuführen, dass Praxisleitlinien in einem für Praktiker und Praktikerinnen schwer zugänglichen Format zur Verfügung gestellt werden (vgl. Tiebel, 2019b; Tiebel/Pott, 2019a). Die Dissemination gestaltet sich daher schwierig. „Leitlinien implementieren sich nicht spontan von selbst", erklärt Mehrholz (2011, S. 5). So kommt es, dass der Inhalt der *S2e-Leitlinie Rehabilitation der Mobilität nach*

Schlaganfall (ReMoS) fünf Jahre nach Veröffentlichung immer noch nur wenigen Praktikern bekannt ist. Als Gründe werden das starre Format und die Länge diskutiert (vgl. Tiebel, 2019b). Für Therapierende ist es schwierig, aus rund 150 Seiten schwachstrukturiertem Volltext mit über 280 Empfehlungen Kernaussagen für die Praxis zu entnehmen (vgl. Tiebel, 2020).

Das Problem des *Identify Problems*

Um die Qualität der Versorgung zu verbessern, muss zunächst ein Problembewusstsein für die Theorie-Praxis-Kluft geschaffen werden. Qualitätsindikatoren sind die Grundlage für die Identifikation von Praxisproblemen und Versorgungslücken. Ein Beispiel für einen solchen Qualitätsindikator aus dem Bereich der akutmedizinischen Versorgung ist die angemessene Kontrolle des Blutdrucks von Schlaganfallpatienten (vgl. Kitson/Straus, 2009). Erfolgt diese nicht, ist das mit einem groben Behandlungsfehler gleichzusetzen. Derartige Mindeststandards ließen sich auch für die motorische Therapie abgrenzen. So gibt z. B. die ReMoS-Leitlinie vor, dass Schlaganfallpatienten und -patientinnen 500 bis 1.000 Schritte pro Tag erreichen sollen, um die Chancen auf Wiedererlangung der Gehfähigkeit signifikant zu erhöhen. Das Problem ist aber, dass eine objektive Kontrolle kaum möglich ist (vgl. Tiebel, 2019c). Kaur und ihre Kollegen konnten feststellen, dass Therapierende die Aktivitätslevel ihrer Patienten und Patientinnen systematisch überschätzen (vgl. 2013). Ein Problembewusstsein existiert folglich nicht. Werden Therapierende darauf aufmerksam gemacht, wird die Diskrepanz damit entschuldigt, dass die Leistungsfähigkeit der Patienten und Patientinnen das verlangte Mehr an Therapie nicht zulässt. Dem entgegen stehen qualitative Befunde von Luker und ihren Kollegen (vgl. 2015), die bestätigen, dass viele Patienten und Patientinnen sogar der Auffassung sind, mehr aktiv sein zu müssen.

Das Problem des *Adapt Knowledge to Local Context*

Bei der Adaption von Forschungsergebnissen und Leitlinienempfehlungen an den lokalen Kontext beschreiben Fervers und ihre Kollegen das Problem, dass Therapierende dazu neigen, die Inhalte so zu interpretieren, dass diese schlussendlich von der ursprünglichen Evidenzbasis so stark abweichen, dass Qualität und Gültigkeit wieder infrage gestellt werden müssen (vgl. 2011). Nicht selten werden Vorgaben aus Leitlinien von Praktikern und Praktikerinnen so adaptiert, dass daraus am Ende praktisch keine Veränderung zur bis dahin gelebten Praxis hervorgeht (vgl. Fervers et al., 2011).

Das Problem des *Assess Barriers/Facilitators to Knowledge Use*

Im Bereich Barrieren und Förderfaktoren ist anzuführen, dass das Konzept der evidenzbasierten Praxis zu einer Prinzipienverschiebung geführt hat, und zwar weg von der traditionell überzeugungsgeleiteten therapeutischen Haltung hin zur betont daten- und forschungsergebnisbasierten (vgl. Jette et al., 2003). Um die Evidenz in der Praxis wirksam anwenden zu können, müssen Therapierende nach Jette und ihren Kollegen (vgl. 2003) heute neben der Fähigkeit zur Anamnese, Durchführung einer Untersuchung, Festlegung einer Diagnose und Bestimmung geeigneter Interventionsoptionen auch die Fähigkeit besitzen

- Wissenslücken zu identifizieren,
- klinisch relevante Fragen zu formulieren,
- eine effiziente Literaturrecherche durchzuführen,
- Evidenzregeln anzuwenden, um die Validität von Studien zu bestimmen,
- die Literaturbefunde angemessen auf das Patientenproblem anzuwenden,
- zu verstehen, wie die Werte des Patienten/der Patientin das Gleichgewicht zwischen möglichen Vor- und Nachteilen der verfügbaren Behandlungsoptionen beeinflussen und
- den Patienten/die Patientin angemessen in die therapeutische Entscheidungsfindung mit einzubeziehen.

Mangelnde Fähigkeit, Gelegenheit und Motivation, diese Funktionen selbstbestimmt auszuüben, stellen ein Hindernis bei der Umsetzung evidenzbasierter Praxis dar. Sie fördern den wahrgenommenen Konflikt zwischen der evidenzbasierten Praxis, den Präferenzen des Patienten/der Patientin, den gewohnten und als richtig empfundenen Behandlungsprinzipien sowie den wirtschaftlichen Interessen von Gesundheitseinrichtungen (vgl. Jette et al., 2003).

Das Problem der *Select, Tailor, Implement Interventions*

Im Bereich Selektion, Zuschnitt und Implementierung evidenzbasierter Therapien liegt das Problem darin, dass in Studien, insbesondere auch in den Leitlinien, keine Angaben gemacht werden, wie die darin empfohlenen Therapien konkret umgesetzt werden sollen. Mitunter ist der Zuschnitt der Therapien auch von ethischen Bedenken begleitet: Hohe Therapieintensitäten, wie sie z. B. in der Gangtherapie gefordert werden - die ReMoS-Leitlinie fordert pauschal: „Nicht-gehfähige Patienten sollten [...] pro Tag 500 - 1.000 Schritte zurücklegen" (Dohle et al., 2015) -, sind aufgrund beschränkter Ressourcen oft nicht umsetzbar. Therapierende werden dazu aufgefordert, mit vorhandenen Ressourcen mehr Leistung zu erbringen, um den derzeitigen Standard in der Therapie bei gleichbleibender Finanzierungsgrundlage nicht nur zu erhalten, sondern zu verbessern (vgl. English et al., 2012). Ein Problem, das im Falle der Gangtherapie auch durch den Einsatz eines Gangtrainers nicht gelöst werden kann. Viele Rehabilitationskliniken verfügen mittlerweile zwar über ein solches Gerät. Bei den üblichen Belegungsquoten ist es aber selbst bei optimaler Auslastung nicht möglich, dass alle Patienten/Patientinnen eine leitliniengerechte Therapie erhalten. Dieses Dilemma zwingt Therapierende dazu, darüber zu entscheiden, ob nur ausgewählte Patienten und Patientinnen das empfohlene Mehr an Therapie bekommen, oder ob alle Patienten und Patientinnen zwar die empfohlene Therapie erhalten, aber nicht in entsprechend hoher Dosis.

Das Problem des *Monitor Knowledge Use*

Strategien, um die Wissensnutzung zu überwachen, bestehen z. B. darin, dass Therapierende regelmäßig im Team zusammenkommen, um die Umsetzung von Leitlinien im Alltag zu überprüfen. Die Bereitstellung und Nutzung von Instrumenten zur gezielten Reflexion und Auditierung, z. B.

Implementierungsleitfäden, sind hierfür eine Voraussetzung. Problematisch ist, dass das Bewusstsein für den Einsatz solcher Ressourcen bei Therapierenden nicht ausgeprägt ist. Daher gelten die bereits beschriebenen Herausforderungen, die bei der Dissemination von Leitlinien auftreten, auch für die Phase der Überwachung (vgl. Miao et al., 2015).

Das Problem der *Evaluate Outcomes*

Im Bereich der Evaluation klinischer Outcomes ist das Problem, dass Therapierende die von den Rehabilitationsgesellschaften empfohlenen klinischen Messinstrumente nicht routinemäßig in der Praxis einsetzen, um Verbesserungen ihrer Patienten und Patientinnen zu erfassen und die klinische Entscheidungsfindung darauf aufzubauen (vgl. Duncan/Murray, 2012). Dass Outcome-Messungen dabei helfen, relevante und erreichbare Behandlungsziele zu spezifizieren, Feedback über den Erfolg von Interventionen zu erhalten und die Kommunikation mit Patienten und Patientinnen, Angehörigen und Mitgliedern des interdisziplinären Teams zu optimieren, nehmen Therapierende nicht wahr (vgl. Peppen et al., 2008; Jette et al., 2003; Parker-Taillon, 2002; Haigh et al., 2001). Selbst in Fällen, in denen die Verwendung klinischer Outcome-Messungen positiv von Therapierenden bewertet wird, ist in der Praxis nur ein unregelmäßiger Einsatz zu beobachten (vgl. Peppen et al., 2008). Therapierende empfinden die Anwendung von Assessments als lästig und zeitaufwendig, das Vertrauen in die Nutzung ist gering und das Erkennen eines Mehrwertes ist nicht vorhanden (vgl. Mehrholz et al., 2016).

Das Problem des *Sustain Knowledge Use*

Die langfristige Aufrechterhaltung und konsequente Weiterführung evidenzbasierter Interventionen hängen davon ab, wie vertraut Therapierende mit den empfohlenen Behandlungen sind und wie stark sie mit ihren persönlichen Überzeugungen übereinstimmen (vgl. Salbach et al., 2017; Munce et al., 2017; Legare et al., 2006; 2008). Insbesondere komplexen Behandlungen, die aus mehreren Schritten bestehen, z. B. Constraint Induced Moement Therapy, und die den Einsatz technologischer Hilfsmittel erfordern,

z. B. funktionelle Elektrostimulation und elektromechanisches Gangtraining, stehen Therapierende zurückhaltend gegenüber. Gerade bei diesen komplexen Interventionen, bei denen es eine gewisse Anwendungsroutine braucht, zeigt sich im Langzeitverlauf häufig eine mangelnde Adhärenz, die sich durch fehlende Routine weiter verstärkt. Dies geschieht auch, wenn die Interventionen mit bester Evidenz belegt sind (vgl. Salbach et al., 2017).

5 Problemzentrierte Interviews mit Experten

Der dritte Teil der Arbeit zielt auf die Forschungsfrage, welche Ansatzmöglichkeiten sich auf der Handlungsebene ergeben, um die beschriebenen Theorie-Praxis-Probleme zu lösen. Um diese dritte und letzte Forschungsfrage beantworten zu können, werden die bisherigen Erkenntnisse und Überlegungen zum Gegenstand empirischer Sozialforschung gemacht.

5.1 Hintergrund

Mithilfe der Erscheinungslehre ist es gelungen, ausgewählte Theorie-Praxis-Probleme abzugrenzen und in Form phänotypischer Beispiele in die empirisch wahrnehmbare Realität von Therapierenden zu projizieren. Im Gegensatz zu naturwissenschaftlichen Phänomenen ist der Erkenntnisgegenstand durch das methodische Vorgehen und den Eingriff des Forschers/der Forscherin in den Erkenntnisprozess bereits vorstrukturiert. Die vorherrschenden Sinnkonstruktionen und Handlungscharakteristika werden für die weitere Forschungsarbeit als gegeben betrachtet.

Statt Objektivität als Ziel für die empirischen Forschung zu formulieren, rückt die Intersubjektivität der Erkenntnisse in den Mittelpunkt. Dem reflexiven Charakter der wissenschaftlichen Gegenstandsbereiche soll durch einen prüfenden Charakter der Datenerhebung und einen deskriptiven Charakter der Datenauswertung Rechnung getragen werden. Ziel ist es, mittels problemzentrierter Interviews Zugang zu subjektiven Sichtweisen ausgewiesener Experten und Expertinnen aus dem Bereich der Neurorehabilitation zu bekommen, um mögliche Wege zur Überwindung der Theorie-Praxis-Kluft in den ausgewählten Handlungsfeldern zu diskutieren. Hierbei wird auf die Erfassung der Perspektive der Akteure, die Handlungsorientierung und die Deutungsmuster der Befragten Wert gelegt.

5.2 Methodik

In der empirischen Sozialforschung werden nach Flick et al. (2000) drei wesentliche Forschungsrichtungen unterschieden: Zugang zu subjektiven Sichtweisen, Beschreibung von Prozessen der Herstellung sozialer Situationen und hermeneutische Analyse tiefer liegender Strukturen. Sie unterscheiden sich im Grundverständnis darin, was den jeweiligen Forschungsgegenstand betrifft und basieren auf eigenen theoretischen Grundannahmen und methodischen Vorgehensweisen (vgl. Flick et al., 2000, S. 18).

Im Rahmen dieser Forschungsarbeit soll ein problemzentrierter Zugang zu den subjektiven Sichtweisen von Experten und Expertinnen erlangt werden, und zwar ebenfalls auf der Grundlage der Phänomenologie (vgl. Flick et al., 2000, S. 19), deren theoretische Fundierung bereits im vierten Kapitel dieser Arbeit vorgenommen wurde.

In der empirischen Sozialforschung setzt die Phänomenologie bei der Ergründung der subjektiven Erfahrungen der Untersuchten an, die innerhalb des Forschungsprozesses in reflexiver Form bearbeitet werden (vgl. Hitzler/Eberle, 2000, S. 110). Folglich bezieht die Phänomenologie hierbei nicht nur die Erfahrungen der Untersuchten ein, sondern auch die des Forschers/der Forscherin, was dem skizzierten Prozess der Aktionsforschung gerecht wird (vgl. Hitzler/Eberle, 2000, S. 111).

Praktisch sollen in den problemzentrierten Interviews zwei Kommunikationspartner/-innen aufeinandertreffen, die dem Forschungsgegenstand beide eine entsprechende Bedeutung beimessen. Dies erlaubt, dass sich die Gesprächspartner/-innen auf interdisziplinärer Ebene über die beschriebenen Phänomene austauschen können, wobei die Experten und Expertinnen mit ihrem Wissen und ihrer Erfahrung im Mittelpunkt stehen und der Forscher/die Forscherin die Rolle des/der Ratsuchenden einnimmt. Somit erlaubt es die Phänomenologie, ausgehend von den subjektiven Wahrnehmungen der Experten und Expertinnen, die beschriebenen Problemstellungen zu evaluieren und gemeinsam Lösungsansätze zu entwickeln.

5.2.1 Datenerhebung

Im Rahmen der beschriebenen Forschungsrichtung werden als Methoden der Datenerhebung das Leitfadeninterview und das narrative Interview vorgeschlagen (vgl. Flick et al., 2000, S. 19). Für diese Forschungsarbeit wird als Methode das problemzentrierte Interview nach Witzel (2000) gewählt. Dabei handelt es sich um eine Mischung aus Leitfadeninterview und narrativem Interview. Die Interviewmethode ist dadurch gekennzeichnet, dass sich Forscher und Experte/Expertin durch eine Abwechslung zwischen induktivem und deduktivem Vorgehen ein gemeinsames Verständnis zum Forschungsgegenstand erarbeiten. Hierzu legt der Forscher zunächst sein Vorwissen zum Thema offen und nutzt dieses als Ausgangspunkt zur Formulierung seiner Fragen an den Experten/die Expertin. Dabei wird das Prinzip der Offenheit eingehalten, indem den Befragten genügend Freiräume im Gespräch gelassen werden, um das Problem aus ihrer Sicht zu erklären (vgl. Witzel, 2000). Das problemzentrierte Interview lehnt sich an das theoriegenerierende Verfahren der *Grounded Theory* an (vgl. Witzel, 2000; Glaser/Strauss, 1998). Ziel ist eine möglichst unvoreingenommene Erfassung individuell subjektiver Wahrnehmungen (vgl. Witzel, 2000). Durch diese elastische Vorgehensweise ist gewährleistet, dass die Problemsicht des Forschers die des Experten/der Expertin nicht überdeckt und den erhobenen Daten keine vorbestehende Theorie *übergestülpt* wird (vgl. Witzel, 2000).

Nach Witzel gibt es drei mögliche Ansätze für die Durchführung problemzentrierter Interviews (vgl. Witzel, 2000):

- Problemzentrierung
- Gegenstandsorientierung
- Prozessorientierung

Im Rahmen dieser Forschungsarbeit wird der problemzentrierte Ansatz gewählt. Dabei orientiert sich die Untersuchung an einer relevanten Problemstellung. Das Vorwissen und die Kenntnisse von Rahmenbedingungen werden genutzt, um die Aussagen der Experten und Expertinnen nachvollziehen und problembezogene Fragen stellen zu können (vgl. Witzel, 2000). Berücksichtigt werden dabei die Grundprinzipien der Offenheit, Prozesshaftigkeit, Kommunikation und Reflexivität (vgl. Misoch, 2015, S. 65 ff.; Helfferich, 2005, S. 22 f.).

Für die Datenerhebung empfiehlt Witzel (2000) folgende Instrumente: Kurzfragebogen, Tonträgeraufzeichnung, Leitfaden sowie Postskripte. Ein Kurzfragebogen kann zur Erhebung von Sozialdaten genutzt werden. Die Tonträgeraufzeichnung ermöglicht eine authentische und präzise Erfassung des Interviews und sollte im Anschluss an das Interview für die Datenauswertung vollständig transkribiert werden. Der Leitfaden ist als Unterstützung für das Interview gedacht, damit alle wichtigen Aspekte angesprochen werden (vgl. Witzel, 2000). Postskripte können bedarfsweise direkt nach den Interviews erstellt werden. Sie dienen als Interpretationshilfe zu den Aufzeichnungen (vgl. Witzel, 2000).

Der für die Experteninterviews entwickelte Leitfaden (vgl. Anhang I) gliedert sich in zehn Abschnitte. Ausgangspunkt jedes Gesprächsabschnittes ist eine der prägnant formulierten Problemstellungen (vgl. Kap. 3). Als Einflussgrößen werden mit den Experten und Expertinnen die Quellen des Verhaltens aus dem TDF/COM-B-Modell - Fähigkeiten, Gelegenheiten und Motivation - betrachtet (vgl. Atkins et al., 2017; Michie et al., 2011). Durch entsprechende Fragen an die Experten und Expertinnen werden die potenziellen Ursachen des Problems erforscht. Bei Bedarf werden mehrere mögliche Ursachen bezüglich ihrer Bedeutung und Einflussnahme auf das Problem gewichtet. Wenn bezüglich des Problems und möglicher Ursachen Klarheit und Einigkeit zwischen Forscher und Experte besteht, erfolgt der Wechsel in den Lösungsraum, in dem mögliche Lösungen für das Problem angedacht werden (vgl. Schmidt, 2014, S. 312).

Aufrechterhaltungsfragen und Vertiefungsfragen dienen im Prozess dazu, das Interview in Abhängigkeit von Hintergrund und Wissensstand des Experten flexibel moderieren zu können. Die Reihenfolge der Fragen und Antworten ist nicht vorgegeben. Im Rahmen der Interviews ist es dem Forscher erlaubt, nach eigenem Ermessen Schwerpunkte zu setzen, Formulierungen zu verändern, Fragen auszulassen und ad hoc Fragen zu stellen. Der Leitfaden hat somit die Funktion eines *roten Fadens*. Er gibt den Interviews lediglich die nötige thematische Struktur, bildet alle relevanten Themenkomplexe ab und strukturiert den Kommunikationsprozess, um die spätere Vergleichbarkeit der Daten sicherzustellen.

5.2.2 Datenauswertung

Die Auswertung der Experteninterviews erfolgte systematisch in Form einer qualitativen Inhaltsanalyse in Anlehnung an Mayring (vgl. 2015; 2016). Mit der Methodik der strukturierenden Inhaltsanalyse war es möglich, die Interviews nach einem theorie- und regelgeleiteten Vorgehen auszuwerten (vgl. Mayring, 2015, S. 13 f.). Dazu wurden einzelne Aspekte aus dem Material herausgefiltert, um unter vorher festgelegten Ordnungskriterien einen Querschnitt durch das Material zu legen und es anhand bestimmter Kriterien auszuwerten (vgl. Mayring, 2015, S. 58). Das Vorgehen war deduktiv. Die Inhaltskategorien waren: Problem, Ursachen und Lösungsansätze. Die nachfolgenden Punkte beschreiben den Auswertungsprozess im Detail.

Festlegung des Materials

Das Datenmaterial konnte aus drei semi-strukturierten Interviews (vgl. Tab. 5.1) generiert werden.

Tab. 5.1: Festlegung des Datenmaterials

ID	Datum	Interviewart	Dauer	Transkript
INT1	02.06.2020	telefonisches Einzelinterview	60:33	vollständiges Audiotranskript
INT2	06.06.2020	telefonisches Einzelinterview	93:54	vollständiges Audiotranskript
INT3	10.06.2020	telefonisches Einzelinterview	54:06	vollständiges Audiotranskript

Analyse der Entstehungssituation

Die Probanden wurden einzeln am Telefon oder via Online-Meeting in ihrer natürlichen Arbeitsumgebung befragt.

Formale Charakteristika des Materials

Ausgangspunkt für die Interpretation war eine Verschriftlichung des Datenmaterials. Die mittels Diktiergeräts aufgezeichneten Interviews wurden hierzu bis auf die initiale Beschreibung der Probleme vollständig transkribiert. Die Transkripte dienten als Basis für die weitere wissenschaftliche Analyse (vgl. Fuß/Karbach, 2014, S. 15). Die Transkription erfolgte nach festgelegten Regeln (vgl. Anhang J) mit dem Software-Programm *Express Scribe Transcription* für Macintosh (Version 8.20).

Theoriegeleitete Differenzierung der Fragestellung

Ein wesentliches Kernelement der Inhaltsanalyse nach Mayring ist neben der Regelgeleitetheit die Theoriegeleitetheit der Interpretation. Das bedeutet, dass sich die Analysen an einer präzisen, theoretisch begründeten Fragestellung orientieren (vgl. Mayring, 2015, S. 59). Die Fragestellung bei der Analyse war, welche Ursachen und Lösungsansätze die Experten und Expertinnen im Hinblick auf die Probleme sehen.

Bestimmung der Analysetechnik

Die aus dem Datenmaterial gewonnenen Informationen wurden durch ein systematisches Vorgehen selektiert und zusammengefasst. Zur Analyse wurde das Datenmaterial entsprechend der Kategorien zerlegt. Hierzu wurde die strukturierte Analysetechnik nach Mayring gewählt, um die Ergebnisse anschließend geordnet darstellen zu können und die Inhalte intersubjektiv prüfbar und vergleichbar zu machen (vgl. Mayring, 2015, S. 61).

Festlegung des konkreten Ablaufmodells

Zur Bestimmung des Ablaufmodells wurden drei Analyseeinheiten – Auswertungs-, Kodier und Kontexteinheit – festgelegt. Jedes Experteninterview entsprach einer Auswertungseinheit. Als kleinster Materialbestandteil, der kodiert werden durfte (Kodiereinheit), wurde das einzelne Wort festgelegt. Als größter Materialbestandteil, der kodiert werden durfte (Kontexteinheit), wurde die vollständige Antwort auf eine Frage festgelegt. Die Reihenfolge der Analyse entsprach der zeitlichen Abfolge der Interviews.

Analyseschritte gemäß Ablaufmodell

Die Entscheidung über die Auswahl der Inhalte aus den Transkripten erfolgte anhand der festgelegten Kategorien (vgl. Mayring, 2015, S. 97 ff.). Die Zuordnung des Materials zu den Kategorien ergab sich aus den jeweiligen Problemfeldern, die diskutiert wurden. Die Inhaltsanalyse erfolgte mit RQDA, einer Software für computergestützte qualitative Datenanalyse. Das Programm wurde von Ronggui Huang entwickelt. Es basiert auf der mächtigen und flexiblen statistischen Programmiersprache R und bietet alle gängigen Verfahren der qualitativen Datenanalyse (vgl. Huang, 2014). Für den Datenexport aus RQDA wurde eine eigene Syntax programmiert.

Zusammenfassung der Ergebnisse und Interpretation unter Anwendung inhaltsanalytischer Gütekriterien

Die Ergebnisse der Analyse werden im nachfolgenden Teil dieser Arbeit zusammengefasst. Die Auswertung und Interpretation erfolgte unter Einhaltung inhaltsanalytischer Gütekriterien.

5.3 Ergebnisse

Der Ergebnisteil gliedert sich in drei Abschnitte. Zunächst wird die Gruppe der Befragten vorgestellt. Daraufhin erfolgt eine deskriptive Zusammenfassung der Experteninterviews. Abschließend werden die Ergebnisse unter Rückgriff auf das TDF (vgl. Atkins et al., 2017; Michie et al., 2011) auf die Forschungsfrage übertragen.

5.3.1 Vorstellung der Gruppe der Befragten

Es konnten insgesamt drei Experten und Expertinnen aus dem Bereich der Neurorehabilitation befragt werden (vgl. Kap. 5.2.2: *Festlegung des Materials*). Zwei der drei Experten sind praktizierende Physiotherapeuten mit langjähriger Berufserfahrung und akademischer Zusatzausbildung (Master of Science in Neurorehabilitation bzw. Bachelor of Science in Gesundheitsökonomie). Ein Experte ist als Facharzt für Neurologie in einem Rehabilitationszentrum tätig und in dieser Funktion unter anderem für die Entwicklung der therapeutischen Behandlungspfade in der Klinik zuständig. Alle drei Experten sind auch im Bereich Lehre und/oder Forschung tätig, einer davon hauptberuflich.

5.3.2 Deskriptive Zusammenfassung der Ergebnisse

Die Meinungen der Experten werden entlang des KTA-Bezugsrahmens zusammengefasst. Die Gliederung der Inhalte entspricht dem Gesprächsleitfaden (vgl. Anhang I). In Ergänzung zu den inhaltlichen Zusammenfassungen werden an geeigneten Stellen unter Angabe der Fundstelle (Interview-ID, Transkript-Nummer, Zeichenzahl) Zitate angeführt. Die vollständigen Interview-Transkripte sind Anhang K zu entnehmen.

Das Problem der *Knowledge Inquiry* – Expertenmeinungen

Ursachen für das beschriebene *Knowledge Inquiry* Problem sieht Experte 1 vor allem auf Ebene der Gelegenheiten. Grund hierfür ist eine mangelnde Vernetzung zwischen Forschung und wissenschaftlicher Community (vgl. INT 1, 1). Ursachen sind auch auf Ebene der Strukturen im akademischen Bereich zu finden (INT 1, 2), die historisch gewachsen sind und kaum hinterfragt werden (vgl. INT 1, 3).

> „Ursachen dafür sind vielleicht auch Strukturen im akademischen Bereich, wenn man akademische Karriere machen will, dass es primär darum geht, zu publizieren. Dass es eben nicht darum geht, die Erkenntnisse in die Praxis zu bringen. Dass wirklich dieses wissenschaftliche oder diese Forschungsarbeiten reiner Selbstzweck sind." (INT 1, 2, 466–791)

Mögliche Lösungsansätze sieht Experte 1 primär auf der Vernetzungsebene, da hier auf bereits bestehende Strukturen aufgebaut werden kann:

> „Naja, ich meine, es gibt ja bereits Ansätze, dieses Problem mangelnder Verzahnung zwischen wissenschaftlicher Community und Praxis aufzulösen. Daher ist es wahrscheinlich gut, damit anzufangen. Weil das andere Feld so gewachsene Strukturen, Selbstzweck im akademischen Bereich, Karriere … also das ist wahrscheinlich einfach noch nicht so diskutiert worden. Das ist ja ein relativ neues Feld. Daher ist es wahrscheinlich leichter, Lösungsansätze zu finden, indem man sagt, man guckt sich jetzt mal die schon bestehenden Vernetzungen an, guckt, wie machen die das, was haben die für Parameter und Erfolgskriterien usw. Das ist wahrscheinlich einfacher da anzuknüpfen, weil es das schon gibt." (INT 1, 4, 1.848–2.536)

Ein konkreter Ansatz könnte eine vergütete Mitarbeit von Therapierenden in Forschungsprojekten sein, zum Beispiel im Rahmen von Patientenbefragungen (vgl. INT 1, 5).

Experte 2 sieht die Ursachen für das Problem ebenfalls auf Ebene der Gelegenheiten. Forschung ist weit von der Praxis entfernt und es gibt keine formalen Strukturen für den Wissenstransfer (vgl. INT 2, 6). Der Austausch zwischen Forschung und Praxis wird mehr oder weniger dem Zufall überlassen (vgl. INT 2, 7). Ein Problem, das zwar bekannt ist, für das sich aber keiner verantwortlich fühlt (vgl. INT 2, 8). Aus Sicht von Experte 2 braucht es neben Gelegenheiten (vgl. INT 2, 9) aber auch die nötigen Fähigkeiten, sich zwischen Forschung und Praxis in einen Diskurs begeben zu können:

> „Und dann braucht man schon auch Fähigkeiten dazu. Was glaube ich für Leute aus der Forschung, die über einen hohen Bildungsstand und eine hohe Fähigkeit zur Abstraktion verfügen, kein Problem ist. Aber man braucht eben auch das adäquate Gegenüber. Das heißt man braucht auch Praktiker, die irgendwie State-of-the-Art unterwegs sind und auch über eine gewisse Qualifikation verfügen. Weil nur die Berufserfahrung, 20 Jahre Berufserfahrung reichen auf der Ebene nicht aus, um in einen adäquaten Austausch zu gehen." (INT 2, 10, 3.965–4.849)

Als Lösungsmöglichkeit schlägt Experte 2 Veranstaltungen vor, die explizit dazu dienen, einen Austausch zwischen Forschung und Praxis zu ermöglichen, z. B. im Rahmen von Kongressen (vgl. INT 2, 11).

Aus Sicht von Experte 3 ist nicht die Forschung für den Wissenstransfer in die Praxis verantwortlich (vgl. INT 3, 17):

> „Das ist wie wenn du dir ein Buch kaufst. Da ist der Autor ja auch nicht dafür verantwortlich, dass der Inhalt zum Leser kommt. Sondern der Leser geht in die Buchhandlung und kauft sich das Buch. Und so sehe ich das auch hier. Wir haben Forscher, die generieren neues Wissen zu Therapien und der Praktiker, in dem Fall der Therapeut, geht in den vermeintlichen Buchladen und kann sich da die Informationen holen." (INT 3, 18, 212–813)

Experte 3 sieht die Ursachen für das Problem vorrangig auf Ebene der Motivation, da sich für Therapierende keine Notwendigkeit im Alltag ergibt, etwas an der gewohnten Praxis zu ändern (vgl. INT 3, 19). Aber auch auf Ebene der Gelegenheiten lassen sich Ursachen finden: So erklärt Experte 3 weiter, dass Fortbildungen von Therapierenden häufig in der Freizeit absolviert werden müssen und der freie Zugang zu wissenschaftlicher Literatur nach wie vor kein Standard ist (vgl. INT 3, 19–21).

Als mögliche Lösung schlägt Experte 3 vor, dass einzelne Therapierende gezielt auf Fortbildungen und Kongresse entsendet werden und das Wissen dann innerhalb der Einrichtung weiterverbreiten (vgl. INT 3, 22).

Das Problem der *Knowledge Synthesis* – Expertenmeinungen

Die Ursache für das beschriebene *Knowledge Synthesis* Problem ist aus Sicht von Experte 1 auf systemischer Ebene zu betrachten (vgl. INT 1, 23).

> „[…] bei dem Problem denke ich wirklich, dass es Aufgabe der Wissenschaft ist, dieses Problem zu lösen. Und eben auch da mit dem Blick über den Tellerrand. Nicht diese Erforschung von Interventionen, sondern eher mit Integration in die Versorgungsforschung, in realen Versorgungsstrukturen […].“ (INT 1, 24, 6.444–6.891)

Wünschenswert im Sinne eines Lösungsansatzes wäre für den Experten 1 auch hier ein interdisziplinärer Austausch darüber, was in Übersichtsarbeiten untersucht wird und mit welchem Ziel (vgl. INT 1, 25).

Experte 2 sieht die Ursache für das Problem ebenfalls im Bereich der Forschung und erklärt:

> „Es muss ein Standard sein, dass Interventionen so gut beschrieben sind, dass sie einfach gut nachvollziehbar sind. Und zwar auf beiden Seiten. Sowohl aufseiten der Interventions- wie auch der Kontrollgruppe. Es muss so ausführlich beschrieben sein, dass der Praktiker sich da auch irgendwie zurechtfinden kann. Und das ist kein Problem des Praktikers. Das ist ein Problem von denjenigen, die Forschung machen.“ (INT 2, 26, 6.313–6.721)

Auf der anderen Seite müssen Praktiker/-innen auch über nötige Fähigkeiten zur kritischen Auseinandersetzung mit widersprüchlichen Forschungsergebnissen verfügen (INT 2, 28–29).

> „Klar, und vonseiten des Therapeuten (…) braucht es natürlich die Fähigkeit, auch Studien kritisch lesen zu können. Das erlebe ich schon, und das ärgert mich natürlich aus, dass viele Praktiker einfach so einen Rundumschlag machen. Die bringen bestimmte allgemeine Argumente gegen wissenschaftliches Arbeiten, gegen Studien grundsätzlich. Und das bringt sie dann zur Meinung, dass Forschung insgesamt irgendwie nichts zu tun hat mit der Praxis. Und das ist natürlich viel zu allgemein, um sich auf so einer Basis dann Urteile erlauben zu können.“ (INT 2, 28, 7.998–8.647)

Hierzu braucht es Vorbilder (vgl. INT 2, 30) und Gelegenheiten, um konkret zu überlegen, was die Forschungsergebnisse in der Umsetzung für die praktische Arbeit bedeuten (vgl. INT 2, 31).

Experte 3 kommt zu dem Schluss, dass die Schwierigkeit sicher auch in der mangelnden Fähigkeit der Interpretation der Forschungsergebnisse liegt (vgl. INT 3, 32). Nicht zuletzt braucht der Transfer von Forschung in die Praxis viel Erfahrung. Das therapeutische Verhalten muss auf lange Sicht immer wieder überprüft und, wenn die Evidenz für eine Verhaltensänderung in der Praxis spricht, neu angepasst werden (vgl. INT 3, 33).

> „Wenn du einen Therapeuten hast, der sich schon jahrelang mit einem bestimmten Forschungsbereich auseinandersetzt, dann kann der die neuen Ergebnisse ja ganz anders in den Kontext einordnen als ein Therapeut, der vorgestern das erste Mal ein Paper in der Hand gehalten hat.“ (INT 3, 34, 4.925–5.199)

> „Forschung und auch der Transfer von Forschung in die Praxis funktioniert ja nicht so, dass ich eine Studie lese und dann weiß, okay, jetzt muss ich das so und so machen. Sondern evidenzbasierte Praxis ist ja ein lebendes, in sich aufbauendes und immer wieder auch falsifizierendes System. […] Und da muss ich natürlich dann auch dranbleiben und regelmäßig prüfen, ob dem noch so ist, oder ob es neue Erkenntnisse gibt […].“ (INT 3, 33, 5.200–6.065)

Viele Therapierende fangen gerade erst damit an, wissenschaftlich zu arbeiten und ihr Handeln an der Forschung zu orientieren. Ihnen fehlt also ein vertrauter und routinierter Umgang mit der Wissenschaft und der bisherigen Forschung. Das bedeutet, dass ihnen entsprechendes Vorwissen fehlt (vgl. INT 3, 35) und sie die Sachverhalte folglich nicht vor dem Hintergrund der Forschungshistorie betrachten und beurteilen können (vgl. INT 3, 36).

Das Problem der *Knowledge Tools and Products* – Expertenmeinungen

Ursächlich für das *Knowledge Tools and Products* Problem ist aus der Sicht von Experte 1, dass andere Professionen (meist Mediziner) die Leitlinien für die Therapie schreiben (vgl. INT 1, 37), weil die Therapieberufe in der Vergangenheit keine wissenschaftlichen Disziplinen waren (vgl. INT 1, 38).

> „Und es hat sicherlich auch da etwas zu tun mit der Begrenztheit der Mittel. Dass für die, die Leitlinien schreiben, die Verbreitung der Inhalte in der Regel kein Arbeitspaket im Rahmen der Leitlinienerstellung ist. Also es bräuchte da auch wie eine Neudefinition des Auftrages." (INT 1, 39, 9.185–9.462)

Als Lösung schlägt Experte 1 vor, die arztzentrierte Haltung zu überdenken und den eigenen Berufsstand bei der Erstellung von Leitlinien mehr in die Pflicht zu nehmen (vgl. INT 1, 40–41).

Aus Sicht von Experte 2 ist zum einen die Aufbereitung von Leitlinien ursächlich für das Problem (vgl. INT 2, 42) und zum anderen, dass „Wissensbereitstellung" und „Transfer in die Praxis" nicht das Gleiche sind. Eine große Schwierigkeit besteht insbesondere bei der Anwendung von theoretischem Wissen in der therapeutischen Behandlung (vgl. INT 2, 43).

> „Man mutet den Leuten da didaktisch, das heißt vom Lernprozess, auch wahnsinnig viel zu. Man sagt, hier habt ihr die Leitlinie, ihr wisst, dass es sie gibt, jetzt wendet es an. Aber das Ganze muss man als Lernprozess sehen und Lernen funktioniert nicht so." (INT 2, 45, 14.735–14.990)

Einerseits fehlen Vorbilder, andererseits Gelegenheiten, z. B. Weiterbildungsangebote, um begleitet zu lernen (vgl. INT 2, 46). Zur Lösung des Problems schlägt Experte 2 vor:

> „Und da bräuchte es dann Schulungen und Praxisbeispiele. Und dann im nächsten Schritt kann man die Praktiker allein damit arbeiten lassen und es anwenden lassen in ihrem Alltagskontext." (INT 2, 44, 14.407–14.591)

Auch Experte 3 beschreibt als Ursache für das Problem, dass das klassische Publikationsformat einer Leitlinie nicht dem Format alltagspraktischer *Knowledge Tools* entspricht (vgl. INT 3, 47).

> „Und das ist tatsächlich mal Aufgabe der Autoren in dem Fall, finde ich. Denn wenn ich eine Leitlinie schreibe, dann mache in dem Sinne keine Forschung, sondern dann mache ich es mir zur Aufgabe, innerhalb meines Berufsfeldes einen Wissenstransfer zu leisten. Und das geht nicht nur in Form einer monströsen Publikation." (INT 3, 48, 6.414–6.733)

Hier erfüllen die Herausgeber ihre Pflichten bisweilen nur ungenügend. Zur Lösung des Problems plädiert Experte 3 für ein verbessertes Marketing (vgl. INT 3, 50).

„Und da gibt es ja auch coole Beispiele aus dem Medizin- und Pharmabereich. Wo die wichtigsten Infos zu einem Medikament oder so wirklich kurz und knapp auf Infokarten und Flyern zusammengefasst sind. Und sowas bräuchte es in der Praxis viel mehr." (INT 3, 49, 7.026–7.272)

Das Problem des *Identify Problems* – Expertenmeinungen

Die Ursachen für das *Identify Problem* Problem sieht Experte 1 auf Ebene der Gelegenheiten. Für Praktiker/-innen ist unklar, was im Hinblick auf die Qualität der Therapie relevante Faktoren sind, weshalb sie für das Problem nicht verantwortlich gemacht werden können (vgl. INT 1, 51–52).

„Dieser Reflex, zum Beispiel zu sagen, der Patient ist noch nicht fit genug, ist etwas, was ich in der Realität tatsächlich eher selten erlebe. Es ist eher so, dass vielen gar nicht bekannt ist, was diese Kernparameter überhaupt sind, unabhängig davon, auf welches Syndrom oder motorische Problem das schlussendlich bezogen ist." (INT 1, 53, 11.320–11.650)

Grund für die fehlende Fähigkeit zur Identifikation solcher Faktoren und das fehlende Problembewusstsein ist, dass Therapierende bisher keine Gelegenheiten haben, dies zu lernen (vgl. INT 1, 54).

„Das ist ja auch so das Thema, wie Therapeuten ausgebildet und qualifiziert werden. Das sind wieder die dahinterliegenden Strukturen. Wenn man sich die Ausbildungscurricula der Berufsfachschulen anschaut usw. Oder auch die Qualifikationen, die erforderlich sind, um an einer Berufsfachschule zu unterrichten, sind ja relativ gering. Und deswegen glaube ich, dass vielen Tätigen bisher wirklich die Gelegenheiten fehlen, einen Blick dafür zu haben." (INT 1, 55, 12.258–12.704)

Zur Lösung des Problems schlägt Experte 1 Qualifizierungsmaßnahmen vor, die zu einem Zertifikat und einer höheren Vergütung führen (vgl. INT 1, 56).

„Das heißt, man müsste tatsächlich hingehen und die Vergütungsstrukturen mit evidenzbasierten Maßnahmen koppeln. Was ja zum Teil auch schon von den gesetzlichen Krankenversicherungen gefordert wird, dass die Therapie evidenzbasiert sein muss. Aber es gibt ja auch das wieder kein Kontrollgremium und keine Sanktionen und keine Belohnungen für evidenzbasiertes Handeln." (INT 1, 57, 12.890–13.256)

Experte 2 erklärt hierzu, dass kein direkter Vergleich zur Akutmedizin gezogen werden kann, da es in der Therapie keine so eindeutigen Ursache-Wirkungs-Beziehungen gibt wie in der Medizin (vgl. INT 2, 58).

> „Also ein Mindeststandard, den man festlegen kann, ist natürlich, dass der Patient dir nicht von der Bank fallen kann. Wenn du den Patienten natürlich irgendwie gefährdest in der Therapie, dann machst du was falsch. Der Mindeststandard muss gewährleistet sein. Aber inhaltlich ist es viel schwieriger in unserem Feld, das festzulegen. Weil die Konsequenzen von Behandlungsfehlern einfach nicht so dramatisch sind. Und logischerweise gibt es dann auch weniger Problembewusstsein." (INT 2, 59, 18.180–18.657)

Dennoch, eine Einführung von Qualitätsindikatoren im stationären Bereich wäre aus Sicht von Experte 2 möglich, z. B. durch eine direktive Vorgabe interner Standards für die Therapie (vgl. INT 2, 60).

> „So etwas Ähnliches gibt es ja auch schon bezogen auf die Kostenträger, die dann so und so viele Behandlungsminuten pro Woche oder pro Tag haben wollten, wobei das ja inhaltlich noch nicht so festgelegt ist. Aber das könnte man auf der Stufe ja dann auch inhaltlich noch irgendwie festlegen." (INT 2, 61, 20.112–20.402)

Eine Umsetzung im ambulanten Setting hält Experte 2 hingegen für ungleich schwerer, da Mindeststandards hier über den Heilmittelkatalog festgelegt werden, die inhaltlich umstritten und schwer zu ändern sind (vgl. INT 2, 62).

> „Da könnte man viel drüber diskutieren. Die müssten sich erstmal ändern. Und wenn dann Heilmittel geändert sind, dann müsste man in der nächsten Stufe festlegen, was es inhaltlich konkret bedeutet. Denn die Heilmittel, die es ja im Moment gibt, die sind ja nur Labels. Das sind Übergriffe für irgendwas und diese Überbegriffe kann man ja mittlerweile nicht mal mehr vor dem Hintergrund der Evidenz halten." (INT 2, 63, 20.565–20.969)

Experte 3 sieht die Ursachen ebenfalls auf Ebene der Gelegenheiten und beschreibt, dass für Therapierende weder Anreize (im Positiven) noch Sanktionen (im Negativen) hinsichtlich der Erfüllung von Qualitätsindikatoren zu erwarten sind (vgl. INT 3, 64). Es erfolgt – Stand Juni 2020 – weder intern noch extern eine Überprüfung der Qualität in der Therapie (vgl. INT 3, 65).

Zur Lösung des Problems müssten aus Sicht von Experte 3 zunächst ohne inhaltliche Zielsetzung geeignete Monitoring-Tools implementiert werden und in einem späteren Schritt entsprechende Qualitätsmaßstäbe gesetzt und extern überwacht werden (vgl. INT 3, 68–70).

> „Der Qualitätsindikator dürfte meines Erachtens nach nicht das Erreichen der 500 Schritte sein, sondern nur die Messung der Schritte an sich. Als Arzt habe ich ja zunächst auch keinen Einfluss darauf. Ich monitore meinen Patienten. Aber nur weil ich ihn am Monitor habe, zeigt er mir ja auch nicht immer adäquate Vitalparameter. Aber - und das ist ja der Punkt - der Monitor hilft mir, das zu erkennen. Also der erste Schritt wäre ja mal, überhaupt die Schritte zu zählen und zu erfassen. Und dann kann man darüber nachdenken, ob die Anzahl stimmt und wenn nicht, was zu tun ist. Ich denke, es ist wichtig, das hier sauber zu trennen." (INT 3, 69, 9.575–10.201)

> „Zunächst einmal bräuchte es eben eine Art Monitoring. Da braucht es sicher technische Hilfsmittel, denn der Therapeut kann nicht immer die Schritte zählen. Das würde ja gar nicht funktionieren. Und dann bräuchte es - wie gesagt im zweiten Schritt - externe Überwachungstools." (INT 3, 70, 10.304–10.579)

Das Problem des *Adapt Knowledge to Local Context* – Expertenmeinungen

Die Ursachen für das beschriebene *Adapt Knowledge to Local Context* Problem sieht Experte 1 auf Ebene der Motivation (vgl. INT 1, 71).

> „Ich glaube, dass da vorschnell Urteile gefällt werden und dass das dann wirklich ein motivationales Problem ist … Dass man sich nicht darum bemüht, die Dinge dementsprechend anzupassen an die lokalen Gegebenheiten. Da werden, glaube ich, schnell wieder diese Diskrepanzen, zwischen denen, die die Wissenschaft machen und denen, die praktisch tätig sind, klar." (INT 1, 72, 14.247–14.601)

Mögliche Lösungsansätze sieht Experte 1 in der verstärkten Einbeziehung des/der Therapierenden in die Forschung sowie im Bereich Schulung und Supervision (vgl. INT 1, 73).

> „Also, um durch praktische Qualifizierungsmaßnahmen zu zeigen, wie es funktionieren kann. Um schlussendlich die Motivation zu fördern und aufrecht halten. Erfolgsbeispiele zu berichten, Peer-Learning. Also nicht dieses Lernen von Leuten, die nie in der Praxis tätig waren, sondern vielleicht eher in einer Art Peer-Learning-Verfahren." (INT 1, 74, 14.885–15.219)

Experte 2 beschreibt eine grundsätzliche Veränderungsbereitschaft des/der Therapierenden und nimmt wie folgt Stellung zu dem beschriebenen Problem:

„Also, ich glaube schon auch, dass es Therapeuten gibt, die tatsächlich ihr Verhalten ändern und auf Grundlage von Empfehlungen und neuem Wissen und ihre Therapieinhalte anpassen und in dem Sinne auch ihr Verhalten ändern. Das würde ich schon auch in den Raum stellen." (INT 2, 75, 21.671–21.937)

Die Frage lautet für Experte 2 ferner, was Therapierende dazu bringt, ihr Verhalten zu ändern und warum es einigen leichter fällt als anderen (vgl. INT 2, 76). Aus der Sicht von Experte 2 ist es auch hier eine Frage des Problembewusstseins. Therapierende müssen langsam an solche Verhaltensänderungen herangeführt werden. Auf Ebene der Fähigkeiten bedeutet das Lernen am Modell mit Unterstützung durch Meinungsführer. Zudem braucht es Gelegenheiten, das eigene Handeln zu reflektieren, und Schulungen, in denen es darum geht, mit neuem Wissen vertieft zu arbeiten und dessen Anwendung zu lernen (vgl. INT 2, 77).

„Darum könnte ich mir vorstellen, dass innerhalb von Abteilungen positive Vorbilder eine wichtige Rolle spielen. Und das ist so eine Mischung aus Top-down-Vorgaben, über die nicht mehr diskutiert werden und dann gibt es aber Vorbilder, Mentoren oder Menschen in Leitungspositionen, die das dann vorleben und zwar auf eine gute Art und Weise. Personen, die akzeptiert sind und Vertrauen genießen, sodass das dann auch angenommen wird." (INT 2, 78, 25.380–25.811)

Experte 3 sieht die Ursachen sowohl auf den Ebenen Motivation und Fähigkeiten als auch auf Ebene der Gelegenheiten, da es für Menschen grundsätzlich schwer ist, das eigene Verhalten umzuformen und Gewohnheiten zu verändern. Insbesondere dann, wenn das Handeln von starken Glaubenssätzen und Überzeugungen geleitet ist, die auf jahrelanger Erfahrung beruhen (vgl. INT 3, 79–81).

„Und wenn, dann braucht das zum einen Zeit und zum anderen Gelegenheiten. Beides fehlt schlichtweg im Alltag. Und die Therapeuten sind natürlich auch extrem indoktriniert durch die ganzen traditionellen Schulen. Das erlebe ich ja jeden Tag. Ich erlebe die Therapeuten schon offen, wenn es darum geht, was Neues auszuprobieren. Aber sie versuchen das natürlich immer in ihr altbewährtes Raster zu zwängen. Die haben da extrem starke Glaubenssätze, denen sie folgen. Und wenn es darum geht, etwas in der Praxis zu ändern, dann können sie da nicht über ihren Schatten springen und versuchen dann natürlich, alles in das Raster zu zwängen. Am Schluss machen sie dann tatsächlich nicht viel anders als davor." (INT 3, 80, 10.736–11.436)

> „Ich glaube, das ist wieder Fähigkeit und Motivation. Es gibt ja auch Therapeuten, die da offen sind und unterschiedliche Schulen kennen und das sehr gut differenzieren. Also die Rahmenbedingungen sind da, glaube ich, weniger Schuld. Es gibt einfach viele Therapeuten, die sagen, ich habe das und das vor X Jahren so gelernt und so ist das. Und diejenigen lassen es ja gar nicht zu, grundlegend etwas zu ändern. Sie wollen sich neue Sachen dann schon einverleiben, aber machen das eben auf ihre eigene Art und Weise. Auf Grundlage dessen, was sie glauben und wovon sie überzeugt sind, dass das richtig ist." (INT 3, 81, 11.503–12.105)

Eine Lösung dieses Problems ist schwierig. Einen möglichen Lösungsansatz sieht auch Experte 3 darin, dass einzelne Therapierende eine Vorbildfunktion einnehmen. Alternativ müssten die äußeren Rahmenbedingungen angepasst werden, um eine Verhaltensänderung zu erwirken (vgl. INT 3, 82).

> „Ich glaube, das ist sehr schwierig. Denn wie gesagt, da geht es um ganz feste Glaubenssätze. Ich glaube, das geht tatsächlich nur, wenn du auch Therapeuten hast, die wirklich offen und neugierig sind. Und die können dann sicher auch andere Kollegen mitnehmen und motivieren. Das Problem ist halt aktuell noch, dass die modern denkenden Therapeuten häufig auf verlorenem Posten kämpfen. Das wird noch Zeit brauchen. Außer du änderst die Rahmenbedingungen, sodass es von außen einfach vorgegeben wird. Zum Beispiel, weil Leistungen sonst nicht mehr abgerechnet werden können. Aber damit da aus der eigenen Motivation der Therapeuten ein Change kommt, wird es noch Zeit brauchen." (INT 3, 82, 12.174–12.848)

Das Problem des *Assess Barriers/Facilitators to Knowledge Use* – Expertenmeinungen

Ursache für das beschriebene *Assess Barriers/Facilitators to Knowledge Use* Problem liegt aus Sicht von Experte 1 auf Ebene der Gelegenheiten, da die Qualifizierung von Therapierenden nicht in der Geschwindigkeit möglich ist, in der die Anforderungen an die Berufsgruppen in den vergangenen Jahren gewachsen sind (vgl. INT 1, 83).

> „Die Anforderungen an das Berufsbild sind viel komplexer geworden. Und da ist vielleicht auch ein bisschen die Frage, in welcher Rolle sich die Therapeuten sehen." (INT 1, 84, 15.489–15.650)

Eine mögliche Lösung des Problems wäre eine Aufteilung der Rollen und Zuständigkeiten innerhalb von therapeutischen Teams:

> „(...) ich glaube tatsächlich, dass es gut wäre, Teams aufzubauen, in denen einzelne Individuen verschiedene Rollen besetzen. Da gibt es dann eine Person, die sich um diese Wertehorizonte der Therapeuten versus Patienten kümmert. Eine Rolle, die sich vielleicht eher um Literaturrecherche kümmert. Eine Rolle, die sich mit Evidenzregeln und Statistik beschäftigt. Ich glaube nicht, dass ein Individuum tatsächlich allen Rollen gerecht werden kann. Einfach weil das eine Überforderung wäre, aus meiner Sicht." (INT 1, 85, 15.710–16.215)

Experte 2 beschreibt hier den Einfluss von Gelegenheiten und Fähigkeiten auf die Motivation (vgl. INT 2, 86):

> „Wenn ich die Fähigkeit habe, dann macht es ja auch Spaß, damit umzugehen. Wenn ich die Fähigkeit nicht habe, zum Beispiel eine Studie lesen und interpretieren zu können, dann bin ich nicht motiviert, das zu machen. Wenn ich die Gelegenheit habe, in einem Team zu arbeiten, das sich dafür interessiert und sich damit beschäftigt und einen Diskurs führt und ich mich da einbringen kann, dann motiviert mich das. Aber wenn ich in einem Umfeld bin, wo ich die Gelegenheit gar nicht habe, weil solche Diskussionen eh nicht geführt werden, dann motiviert mich das auch nicht. Also von daher kommt da alles zusammen und hat einen Einfluss schlussendlich auf die Motivation." (INT 2, 87, 27.119–27.781)

Zur Aufhebung des beschriebenen Problems gibt es aufgrund der Komplexität keine Musterlösung. Die Ursachen sind aus Sicht von Experte 3 stets individuell, kontext- und situationsbezogen zu betrachten. Da es in dem Sinne keine regelhaften Abläufe in der Umsetzung evidenzbasierter Praxis gibt, müssten konkrete Einzelfälle betrachtet werden, um Förderfaktoren und Barrieren auf Ebene der Fähigkeiten, Gelegenheiten und Motivation individuell zu identifizieren (vgl. INT 2, 88).

Auch Experte 3 verweist auf die extreme Komplexität (vgl. INT 3, 89) und sieht Ursachen für das Problem in erster Linie auf Ebene der Gelegenheiten:

> „Du hast im Alltag ja schlichtweg gar keine Zeit. Hier im Reha-Alltag haben die Therapeuten standardmäßig ein 30-Minuten-Setting. Dann kommt noch dazu, dass du von einem Patienten zum anderen vom fünften in den ersten Stock musst. Und dann ist es natürlich auch noch ein Kapazitätsproblem. Oft kommt noch hinzu, dass der Therapeut den Patienten gar nicht kennt, weil er ihn noch nie vorher gesehen hat und nur in Vertretung für einen kranken Kollegen die Therapie übernehmen muss. Also Fakt ist einfach, dass der Alltag in der Praxis dieses Vorgehen schlichtweg nicht zulässt. Denn am Ende zählt für die Patienten ja auch, was sie an Therapie bekommen haben und nicht, wie lange der Therapeut darüber nachgeforscht hat, welche

> Therapie nun die richtige ist. Also der Alltag zwingt uns natürlich auch extrem zu pragmatischen Entscheidungen und erfahrungsgeleitetem Handeln. Das geht sonst gar nicht anders. Wunsch und Realität liegen hier tatsächlich weit auseinander. Und das ist stark durch die Rahmenbedingungen vorgegeben." (INT 3, 90, 13.008–14.022)

Zur Lösung bräuchte es aus Sicht von Experte 3 viel einfachere und alltagspraktischere Entscheidungshilfen:

> „Da müssen die Knowledge Tools natürlich auch viel einfacher gestaltet sein. Da brauch ich eine App oder eine Infokarte, die der Patient vielleicht sogar bei sich trägt. Dann kann der Therapeut gleich erkennen, was zu tun ist und seine Therapie daran ausrichten." (INT 3, 91, 14.023–14.335)

Das Problem der *Select, Tailor, Implement Interventions* – Expertenmeinungen

Aus Sicht von Experte 1 besteht die Ursache für das *Select, Tailor, Implement Interventions* Problem darin, dass die realen Versorgungsstrukturen bei der Erstellung von Leitlinien nicht berücksichtigt werden (vgl. INT 1, 92). Zur Lösung schlägt Experte 1 vor:

> „Eine Evaluation, ob das umgesetzt werden kann angesichts der vorhandenen Strukturen und dann aber auch so eine Art Feedbackschleife, um zu analysieren, wie das Problem aufgelöst werden kann, wenn es sich nicht umsetzen lässt. Dann könnte man vielleicht Algorithmen entwickeln, um zu entscheiden, welche Patienten das volle Programm erhalten und bei welchen Patienten es angemessen ist, nur einen Teil der empfohlenen Therapie anzuwenden. Also ich glaube, da könnte man richtig gut etwas machen." (INT 1, 93, 17.297–17.790)

Experte 2 sieht die Ursache auf Ebene der Gelegenheiten und ist der Meinung, dass es sich um ein Problem handelt, das auf der Settingebene gelöst werden muss. Für Therapierende sei es in dem Zusammenhang vor allem wichtig, die Wirkprinzipien hinter evidenzbasierten Leitlinienempfehlungen zu verstehen und eine Anwendung dieser Prinzipien im Rahmen der Möglichkeiten anzustreben (vgl. INT 2, 94).

„Ich hätte als Therapeut sonst erstmal weniger Probleme damit. Denn was mich eigentlich mehr interessiert als Praktiker, das sind die Wirkprinzipien. Und das Wirkprinzip hinter der Geschichte ist doch, dass die Therapie eine gewisse Intensität haben muss. Im Sinne von Anstrengung, aber auch im Sinne von Herausforderung. Und mir geht es mehr darum, wie ich die Prinzipien umsetzen kann." (INT 2, 95, 29.875-30.260)

Zudem ist Experte 2 der Auffassung, dass auf Ebene der Wirkprinzipien auch ein besserer Diskurs möglich ist (vgl. INT 2, 96).

„(...) auf Ebene der Prinzipien hätte man tatsächlich auch noch einen Unterschied zu den traditionell überzeugungsgeleiteten Haltungen. Ich glaube, die verfolgen andere Prinzipien. Oder die setzen die Prinzipien, die auf Grundlage der Evidenz irgendwie sehr plausibel sind, nicht um. Und auf der Ebene könnte man sich dann auch austauschen und einen Diskurs führen und dann letztendlich den therapeutischen Alltag gestalten." (INT 2, 96, 31.139-32.211)

Experte 3 sieht die Ursachen einerseits auf Ebene der Gelegenheiten und damit nicht im Verantwortungsbereich des/der Therapierenden (vgl. INT 3, 97), andererseits aber auch auf Ebene der Fähigkeiten, allgemein Verantwortung für die Umsetzung evidenzbasierter Therapieverfahren zu übernehmen:

„Das ist natürlich immer eine Herausforderung, die Therapieressourcen fair auf alle Patienten zu verteilen. Nicht nur bei spezifischen Therapien, die hier genannt wurden. (...) Aber wir können ja nur das leisten, was die Ressourcen und Rahmenbedingungen auch zulassen. Therapeuten sollten sich meiner Meinung nach viel mehr auf die inhaltlichen Aspekte konzentrieren. Für sie geht es schlussendlich doch erst einmal darum, ein bestimmtes evidenzbasiertes Therapieverfahren zu verinnerlichen und auch anzuwenden. Und zwar so konsequent und adäquat dosiert wie eben möglich. Das ist ja faktisch ganz oft nicht der Fall." (INT 3, 98, 14.768-15.567)

„Das sind äußere Rahmenbedingungen, die zu diesem Problem führen. Und die werden sich sicher auch nicht so einfach lösen lassen im Spannungsfeld zwischen Leistungserbringung und Kostenerstattung. Das darf aber nicht vom ursächlichen Problem ablenken, dass der Therapeut erstmal in der Pflicht ist, evidenzbasiert zu arbeiten und die Therapien anzubieten, die empfohlen werden. Man muss das hierarchisch betrachten. Wenn ich die Forderungen nicht mal inhaltlich konsequent abbilde, dann macht es auch keinen Sinn, über mögliche ethische Probleme zu diskutieren, die sich daraus dann ergeben. Praktisch bedeutet das, dass Therapeuten erstmal evidenzbasiert therapieren sollten. Und wenn sie dann an Grenzen stoßen, dann kann man gemeinsam überlegen, was die beste Lösung zum Wohle des Patienten ist. Aber bitte nicht andersherum. Denn dann wird wieder über ungelegte Eier diskutiert und schlussendlich bleibt an dann wieder beim Altbewährten, was am Ende auch nicht besser ist. Ich verstehe nicht, warum immer der Anspruch erhoben wird, dass die evidenzbasierte Praxis die Lösung aller Probleme sein soll, die wir im klinischen Alltag haben. Respektive warum es ein Grund sein soll, deshalb nicht evidenzbasiert zu arbeiten." (INT 3, 99, 15.636–16.860)

Als mögliche Lösung schlägt Experte 3 eine Priorisierung der Behandlungen in Abhängigkeit von Patientenzielen und verfügbaren Ressourcen vor sowie das Setzen von Schwerpunkten in der Therapie, um in Einzelbereichen kritische Therapieintensitäten zu erzielen (vgl. INT 3, 100).

Das Problem des *Monitor Knowledge Use* – Expertenmeinungen

Angesichts der vielfältigen Problemlagen ist die Ursache für das beschriebene *Monitor Knowledge Use* Problem aus Sicht von Experte 1 ein Mangel an Gelegenheiten zur Reflexion (vgl. INT 1, 101; INT 1, 103). Als weitere mögliche Ursache führt Experte 1 fehlende Einsicht an:

> „(...) fehlende Zeitfenster, aber vielleicht auch die fehlende Einsicht. Fähigkeiten will ich an der Stelle gar nicht unbedingt sagen. Es ist tatsächlich dieses fehlende Verständnis dafür, dass es wichtig ist, solche Feedbackmomente und Reflexionsphasen einzusetzen." (INT 1, 102, 18.345–18.608)

Als Lösungsansatz beschreibt Experte 1 auch hier eine engere Vernetzung zwischen Wissenschaft und Forschung, um über Wissenszirkulation zu erreichen, dass die praktische Umsetzung reflektiert wird (vgl. INT 1, 104).

Experte 2 betrachtet das Monitoring als einen wichtigen Schritt im Lernprozess (vgl. INT 2, 105):

> „Ein Monitoring ist ja wie ein Feedback. Du kriegst ein Feedback, was du gemacht hast. Das wird nicht gemacht. Warum? Wer hat denn ein Interesse daran? Wer soll ein Interesse daran haben? Die Klinik ist froh, wenn es irgendwie läuft. Die Abteilungsleitung auch und der einzelne Therapeut letztendlich ja auch." (INT 2, 106, 32.390–32.698)

Evidenzbasiertes Arbeiten muss als Lernprozess verstanden werden, in dem es Feedback braucht (vgl. INT 2, 107):

„Also früher, in den alten Zeiten, gab es sowas. Als wir die Instruktoren noch hatten, da sind die mitgegangen teilweise bei einer Behandlung und haben dir ein Feedback gegeben zu deiner Behandlung. Das war vom Lernprozess, jetzt mal von den Inhalten abgesehen – für den Lernprozess ist das förderlich. Und so könnte ich mir das auch vorstellen. Aber ich sehe es tatsächlich auch so, dass das natürlich schwierig umsetzbar ist. Beziehungsweise, dass es halt bisher nicht umgesetzt wird. Das wäre mir zumindest neu. Sinnvoll wäre das aber total." (INT 2, 108, 33.539–34.083)

Supervision wäre für Experte 2 in diesem Zusammenhang ein möglicher Lösungsansatz sowie die Generierung von Feedbackmomenten über Videoanalysen (vgl. INT 2, 109–110).

„Also Supervision wäre da das Schlagwort und ich glaube, da gäbe es viele Möglichkeiten mit mehr oder weniger großem Aufwand. Und man könnte sich ja auch vorstellen, Videoaufnahmen zu machen. Also jetzt vom Datenschutz abgesehen, aber vom Medium Videoaufnahmen von Behandlungen, die dann besprochen werden, zum Beispiel. Irgendwie so in der Art könnte ich mir das gut vorstellen. Das ist dann natürlich auch wieder ganz stark gebunden an die Gelegenheiten." (INT 2, 109, 34.930–35.386)

Experte 3 sieht mögliche Lösungsansätze in den Bereichen Supervision und Audit. Merkt jedoch an, dass die Hauptursache des Problems auf Ebene der Gelegenheiten liegt und die Maßnahmen daher nur schwer realisierbar sind (vgl. INT 3, 111).

„Das ist auch wieder das Zeit- und Ressourcenproblem. Sowas fällt einfach immer hinten runter, weil ja, wie eben schon gesagt, erstmal die Patienten betreut werden müssen. Ich kann ja nicht plötzlich zu jeder Therapie noch einen zweiten Therapeuten mitschicken, der eine Supervision macht. Dann bricht mir der Laden hier ja sofort zusammen." (INT 3, 112, 18.201–18.539)

Vorschlag von Experte 3 ist daher, zum einen die Selbstkontrolle des/der Therapierenden zu stärken und zum anderen die bereits angesprochenen Qualitätsindikatoren einzusetzen, um Qualität systematisch und automatisiert anhand von Kennwerten zu erfassen (vgl. INT 3, 113). Zudem könnte eine Spezialisierung innerhalb der Therapieberufe dazu dienen, die Qualität in den einzelnen Teilbereichen zu erhöhen (vgl. INT 3, 115).

„Alle müssen alles können. Wenn das etwas spezifischer wäre, dann ist es sicher leichter und jeder Therapeut könnte sich auch zum Experten entwickeln. Und Experte kann ich einfach nicht in allen Bereichen sein." (INT 3, 116, 19.667–19.876)

Das Problem der *Evaluate Outcomes* – Expertenmeinungen

Experte 1 sieht die Ursache für das *Evaluate Outcomes* Problem auf Ebene der Motivation im Bereich des therapeutischen Selbstverständnisses (vgl. INT 1, 117).

> „Die Motivation bei Therapeuten ist schon auch sehr gering sich damit auseinanderzusetzen." (INT 1, 118, 19.796–19.885)

Aber auch auf Ebene der Fähigkeiten (vgl. INT 1, 119):

> „Ich erlebe das schon so, dass Leute mit einem akademischen Abschluss eher bereit sind, Assessments zu nutzen und das auch gut gelingt. Wohingegen den berufsschulqualifizierten Therapeuten das eben nicht gut gelingt. Weil da die Kompetenzen in der Ausbildung nicht gefördert werden und weil die Motivation nicht ausreicht." (INT 1, 120, 19.930–20.250)

Als Lösung schlägt Experte 1 die grundständige Akademisierung der Therapieberufe und - insbesondere im ambulanten Setting - die Schaffung nötiger Anreize vor (vgl. INT 1, 121).

> „Dieses ‚Pay for Performance', wodurch Anreize entstehen, es auch zu nutzen. Genau, und es hat vielleicht auch noch einen systemischen Aspekt. Vielleicht muss man auf systemischer Ebene noch integrieren, dass wirklich auch Eingangs- und Ausgangs-Assessments gemacht werden. Assessments sind zeitaufwendig, viele Messungen kosten etwas und gerade im ambulanten Setting fehlt da schlichtweg der Anreiz." (INT 1, 122, 20.476–20.876)

Aus Sicht von Experte 2 braucht es auch in diesem Bereich Vorbilder, die aufzeigen, welchen Mehrwert Assessments über die Dokumentation hinaus für die Praxis haben (vgl. INT 2, 123).

> „Und zwar dienen Assessments einerseits dazu, den Behandlungserfolg zu dokumentieren. Aber wir können sie auch nutzen für unser Clinical Reasoning. Dann hat es einen Mehrwert für Therapeuten, wenn es auch in diesem Sinne genutzt wird. Wenn ich durch die Anwendung von einem Assessment etwas erfahre über einen Patienten, was mir nützlich ist, für meine Behandlung. Und was ich nachher natürlich auch nutzen kann für die Dokumentation. Ich glaube, dann hätte man eine höhere Akzeptanz. Ich erlebe das natürlich häufig so. Sogar in der Wissenschaftswelt, dass Assessments nicht für ein Clinical Reasoning benutzt werden, sondern nur zur Dokumentation von einem Behandlungserfolg. Und das finde ich jetzt nicht so einladend. Das ist sicher einladend für das Dokumentieren, wenn ich Forschung betreibe. Aber es ist für den Praktiker nicht so wahnsinnig einladend." (INT 2, 124, 36.134–36.990)

Experte 3 sieht die Ursache für das Problem ebenfalls auf Ebene der Motivation, da die Qualität der Therapie durch den Einsatz von Assessments messbar wird (vgl. INT 3, 125).

> „Ich glaube, dass sich da keiner gerne in die Karten schauen lässt. Was sicher auch allgemein eine der Ursachen ist, warum diese ganze Standardisierung und Objektivierung der Therapie nicht so gut ankommt bei Therapeuten. Es gab durchaus auch schon Situationen, in denen ein kompetitiv motivierter Patient es sich sogar eingefordert hat, dass Assessments und Messungen gemacht werden und es daraufhin Diskussionen mit den Therapeuten gab, weil die es nicht machen wollten. Und wenn, auch hier natürlich wieder, keine Leitung da ist, die das irgendwie auch einfordert, dann werden es die Therapeuten schlussendlich auch nicht machen. Das ist halt einfach so." (INT 3, 126, 20.830–21.481)

Das Problem des *Sustain Knowledge Use* – Expertenmeinungen

Das *Sustain Knowledge Use* Problem hat nach Meinung von Experte 1 eine motivationale Ursache (vgl. INT 1, 127). Als mögliche Lösung für das Problem schlägt Experte 1 vor, auch hier die individuellen Fähigkeiten, Neigungen und Stärken eines/einer jeden Therapierenden mehr in den Mittelpunkt zu rücken:

> „Das berührt vielleicht auch wieder ein bisschen das, was ich vorhin schon gesagt habe mit den Rollen. Wenn das mehr auf einer Freiwilligkeit beruhen würde, die eigene therapeutische Nische zu finden, in der man sich wohlfühlt und das machen kann, was man gerne tut, dann glaube ich, dass das Problemidentifikation und Lösungsansatz zugleich beinhaltet. Also es gibt ja Interventionen, die dem einen Therapeuten mehr Spaß machen als dem anderen. Also wenn man da mehr Freiheiten lassen würde in den therapeutischen Teams, persönliche Schwerpunkte festzulegen, wäre das sicher hilfreich. Ich glaube, das könnte richtig gut funktionieren, wenn sich Therapeuten mehr nach ihren individuellen Stärken richten würden." (INT 1, 128, 21.773–22.483)

Experte 2 sieht die Ursache des Problems mehr auf Ebene der Fähigkeiten und macht auch hier den Lernprozess zu einem zentralen Ausgangspunkt für die Lösung (vgl. INT 2, 129).

> „Du musst gut geschult sein und du brauchst immer wieder jemand, der dir über die Schulter schaut, dem du Fragen stellen kannst. Jemand, der aber auch schaut, wie du es anwendest. Von daher sehe ich hier wieder die Analogie zum Lernprozess. Etwas zu kennen und zu wissen, wie etwas funktioniert, ist das eine, aber es auch anzuwen-

den ist dann der nächste Schritt. Und den kann man fördern über die Präsenz einer Begleitperson zum Beispiel, die nachfragt. Auch das begleitete Arbeiten an Fällen ist hilfreich, damit man Erfahrung sammelt, bis man es irgendwann selber anwendet. Dass die Therapien komplex sind, ist nicht das Problem. Das kann man wie gesagt alles lernen. Der Lernweg ist, glaube ich, eher das Problem. Wenn ich grundsätzlich gut geschult bin und immer wieder jemand dabei ist und ich Probleme schildern kann und an Fällen geleitet dran arbeiten kann, dann kann ich mir die Fähigkeiten aneignen. Immer unter der Voraussetzung, dass ich die Gelegenheit und die Möglichkeit habe, geleitet zu werden. Genau, da würde ich sagen, um in eine Routine zu kommen von was mir fremd ist, da ist Begleitung eine wichtige Sache. In irgendeiner Art und Weise. Das Stichwort ist da Begleitung. Das kann eins zu eins sein, das kann physisch sein, das kann virtuell sein … Da gibt es ja unterschiedlichste Möglichkeiten und Optionen. Aber das Prinzip der Begleitung." (INT 2, 130, 37.268–38.625)

Aus der Sicht von Experte 3 ist die Hauptursache eine hohe Fluktuation und ein häufiger Wechsel der Therapierenden, womit das Problem auf Ebene der Gelegenheiten eingeordnet werden müsste (vgl. INT 3, 131).

„Da ist es einfach unglaublich schwer, gewisse hausinterne Standards zu etablieren, weil die Wissensträger dann plötzlich wieder weg sind und andere das Wissen dann schlichtweg nicht haben. Und in der Therapie ist das schon auch so. Und da kannst du auch so viele Protokolle und Assessments einführen wie du willst. Die Leute als Wissensträger sind dann einfach nicht mehr da. Auch das ist also vor allem ein Thema der Rahmenbedingungen und Gegebenheiten. Weniger der Fähigkeiten. Wobei natürlich auch hier klar ist, dass Therapeuten etwas sicher nicht gut können, wenn sie es nicht auch regelmäßig und gern machen." (INT 3, 133, 21.713–22.327)

Auch Experte 3 spricht sich in diesem Zusammenhang für ein Mehr an Spezialisierung in der Therapie aus (vgl. INT 3, 134).

„Das spricht für mich auch wieder für mehr Spezialisierung. Ich sehe das zum Beispiel immer in Armstudios und in den Ganglaboren, die viele Kliniken mittlerweile haben. Da arbeiten die Therapeuten dann jeden Tag und sie sind Experten in dem, was sie tun. Und wenn neue Kollegen kommen, dann werden die in das Setting gezielt eingearbeitet und eignen sich die Fähigkeiten nach und nach an und werden dann auch zu Spezialisten. Dementsprechend leicht fällt ihnen dann auch der Umgang mit der Technik und so weiter." (INT 3, 134, 22.328–22.840)

5.3.3 Übertrag der Ergebnisse auf die Forschungsfrage

Vor dem Hintergrund der Forschungsfrage, welche Möglichkeiten die Experten sehen, um die erläuterten Theorie-Praxis-Probleme zu lösen, können auf Grundlage der analysierten Interviews folgende allgemeine Aussagen getroffen werden:

Im Bereich der *Gelegenheiten* empfehlen die Experten

- die Schaffung von Möglichkeiten zur Mitarbeit an Forschungsprojekten und in Leitliniengremien,
- die Organisation von Veranstaltungen zur Wissenszirkulation und zum zielgerichteten Austausch zwischen Forschung und Praxis,
- die Freistellung von der Arbeit zum Zweck der Fort- und Weiterbildung im Bereich der evidenzbasierten Praxis,
- die Entwicklung von Qualitätsstandards auf Ebene der Settings,
- die Anpassung inhaltlicher Vorgaben in den Leistungs- und Heilmittelkatalogen und
- die Integration von Qualitätsindikatoren und Assessments auf systemischer Ebene sowie
- die Schaffung von Gelegenheiten, sich im therapeutischen Berufsalltag mit Evidenz auseinanderzusetzen.

Im Bereich *Motivation* sehen die Experten mögliche Ansätze zur Lösung darin, dass

- Therapierende mit Vorbildfunktion Kollegen und Kolleginnen im Umfeld motivieren,
- die Implementierung von Wissen in die Praxis und die Adhärenz zur Aufrechterhaltung dieses Wissens durch Mentoring, Supervision, Audittools gefördert wird,
- durch Stärkung der Selbstkontrolle der innere Antrieb zur Auseinandersetzung mit Wissenschaft und Forschung im Alltag gesteigert wird,
- Qualität an die Vergütungsstrukturen gekoppelt wird,
- durch Feedbackschleifen und ein funktionierendes Monitoring zur Qualitätsbestimmung ein Problembewusstsein geschaffen wird und

- durch verbesserte Knowledge-Tools ein vereinfachter Zugang zur Evidenz geschaffen werden kann.

Im Bereich der *Fähigkeiten* empfehlen die Experten zur Problemlösung

- die weitere Professionalisierung des Berufsstands (Qualifizierungsmaßnahmen mit Zertifikat, Weiterbildung, Akademisierung),
- das Peer-Learning-Verfahren zur Wissenszirkulation unter Kollegen und Kolleginnen,
- das Lernen am Modell, z. B. Praxisbeispiele, und die retrospektive Beurteilung im Rahmen von Fallbesprechungen,
- die Aufgabenteilung innerhalb therapeutischer Teams bei der Übersetzung neuer Forschungsergebnisse in die Praxis und
- eine Spezialisierung auf bestimmte Teilbereiche in der evidenzbasierten Therapie, z. B. bestimmte Therapieverfahren.

6 Übertrag und Fazit

Ausgangspunkt dieser Thesis waren Beobachtungen, die auf Widersprüche zwischen der gelebten Praxis und den Erkenntnissen der Therapiewissenschaften hindeuten. Im ersten Teil der Arbeit wurden diese Beobachtungen im Rahmen eines Scoping Reviews anhand verfügbarer Literatur unter psychologischen Gesichtspunkten theoretisch betrachtet. Im zweiten Teil der Arbeit wurden die abstrakten Befunde anhand phänotypischer Beispiele konkretisiert und in die Lebenswelt von Therapierenden projiziert. Anhand von problemzentrierten Interviews konnte daraufhin im dritten Teil der Arbeit die individuelle Sicht von Experten auf die Therapie-Praxis-Probleme erfasst werden.

6.1 Diskussion

Nachfolgend werden die Ergebnisse aller drei Teile einzeln und anschließend in der Zusammenschau diskutiert.

6.1.1 Theorie-Praxis-Kluft aus psychologischer Sicht

Die Zielsetzung im ersten Teil des Forschungsprozesses war, die Problematik des Theorie-Praxis-Transfers aus psychologischer Sicht darzustellen. Die Literaturanalyse lieferte grundlegende Erkenntnisse darüber, welche erlebens- und verhaltensbeeinflussenden Konstrukte in wissenschaftlichen Publikationen zur Implementierungsforschung in der Schlaganfallrehabilitation beschrieben werden.

Mit der Methode des Scoping Reviews gelang es, einen Überblick über die Forschungsergebnisse der vergangenen 20 Jahre zu erlangen. Es konnten insgesamt 68 Artikel identifiziert und ausgewertet werden, in denen über Implementierungsforschung, Komponenten sowie Strategien der Wissenstranslation und des Theorie-Praxis-Transfers in der Schlaganfallversorgung berichtet wurde.

Bei der Auswertung der Daten wurde der Empfehlung von Arksey und O'Malley (2005) gefolgt und ein theoretischer Bezugsrahmen verwendet, an dem entlang die Ergebnisse in einem aussagekräftigen Format erfasst werden konnten. Als Bezugsrahmen wurde das TDF verwendet, mit dem es gelang, die psychologischen Determinanten in einem inhaltsanalytischen Auswertungsprozess zu strukturieren, um sie anschließend in einem grafischen Mehrebenenmodell zusammenzufassen. Über das COM-B-Modell konnten die Befunde anschließend den von Michie et al. (2011) beschriebenen drei Hauptquellen des Verhaltens - *Opportunities, Capabilities* und *Motivation* - zugeordnet werden.

Das Verfahren lieferte die gewünschten Ergebnisse zur Beantwortung der Forschungsfrage und kann somit als geeignet angesehen werden. Darüber hinaus lieferte die Literaturanalyse einen generellen Überblick über die Zielsetzungen, Charakteristika, Designs und Methoden eingeschlossener Studien, der in dieser Form bisher nicht vorlag. Beide Ergebnisteile können als eine relevante Ergänzung zum aktuellen Stand der Forschung in diesem Feld betrachtet werden.

Die Arbeit weist allerdings auch einige Schwächen auf. Zunächst ist anzumerken, dass der Literatur-Review durch den Autor allein erfolgte und nicht in einem unabhängigen Peer-Review-Verfahren. Zudem kann nicht ausgeschlossen werden, dass mit der verwendeten Suchstrategie Teile der Literatur unberücksichtigt blieben. Zudem beschränkte sich die Suche auf die Datenbank PubMed, die zwar die größte, jedoch nicht die einzige relevante Datenbank ist. Diese Entscheidung wurde jedoch bewusst getroffen und begründete sich damit, dass nur begrenzte Zeit zur Erstellung dieser Arbeit zur Verfügung stand.

Weitere Forschung sollte sich auf einen kritischen Peer-Review sowie die Überarbeitung und Ergänzung der hier präsentierten Ergebnisse konzentrieren.

6.1.2 Konsequenzen auf Handlungsebene

Im zweiten Schritt des Forschungsprozesses ging es darum, die Probleme des Theorie-Praxis-Transfers auf Handlungsebene zu übertragen. Mit der phänomenologischen Analyse wurde hierzu anhand empirischer Beispiele die Art und Weise herausgearbeitet, wie Therapierende die wissenschaftlichen Gegenstandsbereiche subjektiv und intersubjektiv aus der Erste-Person-Perspektive erleben. Durch diese Vorgehensweise gelang es, eine deskriptive Wissenschaft zu betreiben und die Theorie-Praxis-Probleme möglichst frei von einem Werturteil und ohne Ableitung von Handlungsempfehlungen zu beschreiben.

Dieser Schritt erschien in der Vorbereitung auf die empirische Forschung deshalb so wichtig, weil es insbesondere in der wissenschaftlichen Community mittlerweile viele Dogmatiker/-innen gibt, die sich so stark in das theoretische Konstrukt der evidenzbasierten Praxis verirrt haben, dass sie die daraus entstehenden Probleme und Herausforderungen auf Handlungsebene nicht mehr zur Kenntnis nehmen können, sondern den Gegenstand nur noch durch die Brille ihrer eigenen Ideologie sehen.

Das KTA Framework von Graham et al. (2006), das einen ganzheitlichen und flexibel einsetzbaren Bezugsrahmen für den Transfer von Forschung in die Praxis im Gesundheitswesen bietet, erwies sich hierbei als geeignet, um die unterschiedlichen Handlungsfelder problemzentriert abzugrenzen.

Im Gegensatz zu naturwissenschaftlichen Phänomenen, die nach strengen formalen Kriterien erfasst werden, ist der Erkenntnisgegenstand durch das methodische Vorgehen und den Eingriff des Forschers in den Erkenntnisprozess hier natürlich in gewisser Weise vorstrukturiert worden. Folglich muss dies unter formalen Gesichtspunkten als eine Limitierung betrachtet werden. Da im Hinblick auf die empirische Forschung jedoch die Intersubjektivität der Ergebnisse im Vordergrund stand, wird dies als geeigneter Kompromiss angesehen. Aus Sicht des Forschers lieferte das Vorgehen die erwarteten Ergebnisse. Zudem wurde bei allen beschriebenen Problemen auf entsprechende Quellen in der Forschungsliteratur referenziert, was die Qualität und Gültigkeit der Aussagen entsprechend untermauert.

6.1.3 Mögliche Ansätze zur Überwindung

Das Ziel im dritten Teil der Arbeit war, auf empirischem Wege Lösungsansätze zur Überwindung der bestehenden Theorie-Praxis-Probleme in den ausgewählten Handlungsfeldern der Schlaganfallrehabilitation anzudenken. Hierzu wurde ein problemzentrierter Zugang zu den subjektiven Sichtweisen der Experten und Expertinnen gesucht. Praktisch trafen im Rahmen der Experteninterviews Kommunikationspartner aufeinander, die dem Forschungsgegenstand eine entsprechende Bedeutung beimessen konnten. Dies kann im Hinblick auf die Ergebnisse als gelungen angesehen werden. Alle Experten zeigten großes Interesse in der Mitarbeit und lieferten relevante Informationen zur Untersuchung.

Methodisch fußte die empirische Arbeit ebenfalls auf den Ansätzen der Phänomenologie, womit einer entsprechenden Durchgängigkeit in der Methodenwahl Rechnung getragen wurde. Durch den prüfenden Charakter der Datenerhebung und den deskriptiven Charakter der Datenauswertung konnten die subjektiven Sichtweisen der Experten und Expertinnen in Bezug auf die ausgewählten Theorie-Praxis-Probleme strukturiert erfasst werden. Die Experten standen hierbei mit ihrem Wissen und ihrer Erfahrung stets im Mittelpunkt. Ausgehend von den subjektiven Wahrnehmungen der Experten konnten alle beschriebenen Problemstellungen evaluiert werden und davon Lösungsansätze abgeleitet werden, auf die in der Zusammenschau der Ergebnisse im Folgenden eingegangen wird.

Durch die Auswahl der Experten konnte der Untersuchungsgegenstand von unterschiedlichen Standpunkten aus beleuchtet werden. Dennoch, die geringe Zahl der Befragten muss als Limitierung betrachtet werden.

6.1.4 Zusammenschau der Ergebnisse und Implikationen

In der Zusammenschau aller Ergebnisse dieser Arbeit zeigt sich das Ausmaß der Probleme im Theorie-Praxis-Transfer in der Neurorehabilitation. Aus psychologischer Sicht kann auf Grundlage der erzielten Ergebnisse geschlossen werden, dass die Umsetzung evidenzbasierter Praxis in den angewandten Handlungsfeldern der Physio- und Ergotherapie auf Ebene der Gelegenheiten, der Fähigkeiten und der Motivation gleichermaßen empfindlich berührt wird. Ob, und wenn ja, welche der drei Hauptquellen des Verhaltens hier dominieren, kann nicht abschließend beurteilt werden.

Auf allen drei Ebenen bieten sich vielfältige Ansatzmöglichkeiten zur Verbesserung. Vieles deutet darauf hin, dass eine Verhaltensänderung möglich ist, aber diese Änderung umfassende Ansätze auf allen Ebenen erfordert. Zudem geht aus den Ergebnissen hervor, dass entsprechende Maßnahmen auf die jeweiligen Settings und Zielgruppen zugeschnitten werden müssen.

Bei Betrachtung der Rahmenbedingungen, in denen sich der Theorie-Praxis-Transfer vollzieht, muss anerkannt werden, dass offensichtlich auf allen Ebenen der Gesundheitsversorgung Ressourcenmangel, Kosten- und Zeitdruck vorherrschen. Nicht nur die Therapieberufe, sondern das Gesundheitswesen insgesamt befindet sich seit Jahren in einem enormen Veränderungsprozess. Die Erwartungshaltung an das Leistungsspektrum der Therapien ist dadurch sehr hoch und von Zielkonflikten im Spannungsfeld zwischen theoretisch Erwünschtem und praktisch Machbarem beeinflusst. In diesem Zusammenhang muss die oft nicht oder nur unzureichend entgegengebrachte Unterstützung und niedrige Priorisierung des Gegenstandsbereiches auf Systemebene kritisch betrachtet werden, da deren Einfluss auf die Behandlungsqualität und Motivation offensichtlich nicht ausreichend erkannt wird.

Obwohl alle anwendungsorientierten Disziplinen mit diesen Problemen konfrontiert sind, nimmt das Dilemma in der Therapie eine besonders zentrale Position ein. Bedingt ist dies vor allem durch das explizite Selbstverständnis der Therapie als Praxiswissenschaft. Physiotherapie und Ergotherapie haben sich erst vor einigen Jahren auf den Weg gemacht, ihr Handlungsfeld in Theorie und Praxis neu zu definieren und befinden sich seitdem in einem Veränderungsprozess, der zunehmend von dem Wunsch nach wissenschaftlicher Emanzipation und Professionalisierung geprägt ist. Wenn eine junge Profession in einem solchen Prozess beginnt, mit ihren eigenen Traditionen zu brechen und unter Anwendung moderner Behandlungsmethoden den Anspruch erhebt, bessere Ergebnisse zu erzielen, dann gerät sie dabei unweigerlich auch in einen Widerstreit mit ihrer eigenen Vergangenheit.

Auf Ebene der Fähigkeiten kann festgestellt werden, dass das Wissen vieler Praktiker/-innen noch auf Lerninhalten nicht mehr zeitgemäßer therapeutischer Schulen aufbaut, das im Laufe des Berufslebens durch einseitig gesammeltes Erfahrungswissen gefestigt wurde. Inwieweit dieses Wissen geeignet ist, um eine *gute* Therapie zu machen, kann kontrovers diskutiert werden. Es scheint aber offensichtlich nicht ausreichend zu sein, wenn es darum geht, die Praxis zu verändern. Die Empfehlungen der Experten reichen hier von einem interaktiven und kontinuierlichen Lernprozess auf Praxisebene, der die Diskussion von Evidenz, den lokalen Konsens, das Feedback zur Leistung usw. umfasst, bis hin zu generellen Forderung nach einer grundständigen Akademisierung. Durch Letztere könnte sicher ein radikaler Schritt in Richtung Professionalisierung vollzogen werden. Allerdings erscheint dieser Schritt auch nur dann sinnvoll, wenn die Curricula inhaltlich konsequent auf das Erlernen des Übertrags von Theorie in Praxis ausgelegt wären, denn das Gesundheitswesen braucht vor dem Hintergrund zunehmenden Fachkräftemangels in Zukunft vor allem eins: handlungskompetente Praktiker/-innen.

Ebenso von Bedeutung ist nach Auffassung der Experten und Expertinnen, dass die Fort- und Weiterbildungswege durchgängig sind, damit keine Therapierenden von der Möglichkeit, sich im Bereich der evidenzbasierten Praxis weiter zu qualifizieren, ausgeschlossen werden. Hierfür muss die berufliche Weiterbildung auf inhaltlicher Ebene neu gedacht und so weit wie möglich in die tägliche Patientenbetreuung integriert werden. Maßnahmen der Edukation müssen vorzugsweise zu Zeitpunkten ergriffen werden, an denen klinische Entscheidungshilfen und konkrete Fallbeispiele zur Verfügung stehen. Aufgrund der Rahmenbedingungen im therapeutischen Alltag bietet sich auf praktischer Ebene vor allem dann Gelegenheit zur Förderung des Theorie-Praxis-Transfers, wenn konkrete patientenbezogene Praxisprobleme zum Ausgangspunkt einer nach wissenschaftlichen Grundsätzen zu bearbeitenden Fragestellung werden. Die Experten sind sich einig darüber, dass Praktiker/-innen im Rahmen dieses Prozesses angeleitet und supervidiert werden müssen. So kann durch eindeutigen Handlungsbezug nicht nur ein Beitrag zur Förderung der evidenzbasierten Praxis in der motorischen Therapie geleistet werden, sondern zugleich auch der Mehrwert dieser therapeutischen Haltung und Denkweise vermittelt werden. Auf diese Weise können von Therapierenden langfristig selbst Entwicklungen im Handlungsfeld angestoßen und aufrechterhalten werden. Durch eine Einführung von Kompetenzbereichen innerhalb der evidenzbasierten Praxis könnte es nach Auffassung der Experten zudem möglich sein, den Veränderungsprozess alltagsgerechter zu gestalten. Darüber hinaus könnten Spezialisierungsbereiche auf inhaltlicher Ebene den Fokus auf einen gezielten Kompetenzerwerb fördern.

Ein weiterer Aspekt neben der therapeutischen Qualifikation ist die Nichtberücksichtigung expliziter Standards und das dadurch bedingte unterentwickelte Bewusstsein für die Bedeutung valider Daten zur therapeutischen Entscheidungs- und Zielfindung sowie zur Behandlungsevaluation. Bis heute bauen traditionelle Therapiesteuerung und Patientenüberwachung auf die Nähe zwischen Patienten/Patientinnen und Therapeut/-in auf. Durch den zunehmenden Ressourcenmangel in der Therapie und die steigende Komplexität der Datenerfassung (Assessments, Qualitätsindikatoren) wird eine lückenlose Erhebung gesundheitsbezogener Daten ohne Unterstützungssysteme in Zukunft vermutlich kaum möglich sein. Aus Sicht der Experten gewinnt ein kontinuierliches Patientenmonitoring an Bedeutung. Um eine Verbesserung auf Qualitätsebene zu erreichen, müssten klinisch relevante Daten bestenfalls automatisiert erfasst werden, um so die Möglichkeiten therapeutischer Entscheidungsfindung sinnvoll zu erweitern. Gepaart mit einem tieferen Verständnis für die zugrunde liegenden Wirkprinzipien empfohlener Interventionen könnten Therapierende dadurch in die Lage versetzt werden, bessere Entscheidungen zu treffen, was zugleich zu einer günstigeren Ausnutzung vorhandener Gesundheitsressourcen führen könnte und schlussendlich dafür sorgen würde, dass Therapierende mehr Zeit mit ihren Patienten und Patientinnen verbringen könnten. Die Digitalisierung bietet in diesem Zusammenhang viel ungenutztes Potenzial. Durch sie könnten Patientenergebnisse und Behandlungsqualität verbessert, das Verhalten von Praktikern und Praktikerinnen im Rahmen der evidenzbasierten Therapie positiv beeinflusst und Kosten gesenkt werden.

Zudem steht fest, dass der Transfer von Wissen in die Praxis in hohem Maße davon abhängig ist, inwieweit Therapie und Wissenschaft ihr jeweiliges Verständnis von Denken und Handeln zueinander bestimmen und organisieren. Die Ergebnisse der Arbeit belegen, dass Forschung und Praxis auch aus psychologischer Perspektive zwei getrennte Handlungsfelder sind, deren phänomenologische Polarität sich vermutlich nie ganz auflösen lassen wird. Umso wichtiger erscheint es, einen Diskursraum zu schaffen, der einen bidirektionalen Austausch von Wissen und Erfahrung ermöglicht. Bislang ist dieser mehr oder weniger dem Zufall überlassen und sollte aus Sicht der Experten und Expertinnen zukünftig zu einem zentralen Ansatzpunkt sowohl auf Forschungs- als auch auf Handlungsebene gemacht werden.

6.2 Konklusion

Die vorliegende Forschungsarbeit präsentiert den aktuellen Stand der Forschung zum Theorie-Praxis-Transfer in der Neurorehabilitation. Dabei lag der Schwerpunkt auf der Beschreibung psychologischer Determinanten, die auf die Wissenstranslation in den Schwerpunktbereichen Physiotherapie und Ergotherapie Einfluss nehmen. Es konnte festgestellt werden, dass therapeutisches Verhalten durch ein komplexes Zusammenspiel aus Gelegenheiten, Fähigkeiten und Motivation beeinflusst wird. Auf allen drei Ebenen bieten sich aus Sicht der befragten Experten vielfältige Ansatzmöglichkeiten zur Verbesserung. Vieles deutet darauf hin, dass eine Verhaltensänderung möglich ist, aber diese Änderung umfassende Ansätze auf allen Ebenen erfordert (Fähigkeiten, Gelegenheiten und Motivation). Zudem geht aus den Ergebnissen hervor, dass entsprechende Maßnahmen auf die jeweiligen Settings und Zielgruppen zugeschnitten werden müssen.

Anhang

Abkürzungsverzeichnis

BCW	Behaviour Change Wheel
COM-B	Capabilities-Opportunities-Motivation-Model
DGNR	Deutsche Gesellschaft für Neurologische Rehabilitation
EBP	Evidenzbasierte Praxis
KT	Knowledge Translation/Knowledge Transfer
KTA	Knowledge to Action
MeSH-Terms	Medical Subject Headings
Phys-Stroke	Eigenenname der Studie
PNF	Propriozeptive Neuromuskuläre Fazilitation
ReMoS	Rehabilitation der Mobilität nach Schlaganfall
RQDA	R package for Qualitative Data Analysis
TDF	Theoretical Domains Framework

Literaturverzeichnis

Antes, G./Bassler, D./Forster, J. (Hrsg.) (2003). *Evidenz-basierte Medizin. Praxis-Handbuch für Verständnis und Anwendung der EBM.* Stuttgart/New York/Delhi/Rio: Thieme.

Arksey, H./O'Malley, L. (2005). *Scoping studies: Towards a Methodological Framework.* International Journal of Social Research Methodology, 8 (1), S. 19–32.

Atkins, L./Francis, J./Islam, R./O'Connor, D. et al. (2017). *A guide to using the Theoretical Domains Framework of behaviour change to investigate implementation problems.* Implementation Science, 12 (1), S. 77.

Bassler, M./Nosper, M./Follert, P./Böwering, L. (2007). *Datenquellen für eine kontinuierliche Qualitätsverbesserung in der medizinischen Rehabilitation.* Die Rehabilitation, 46 (3), S. 155–163.

Bayer, O./Ortolano, L. C./Hoffmann, D./Schweizer, S. (2019). *Praxisleitfaden Systematische Literaturrecherche der Universitätsmedizin Mainz.* https://teamweb.uni-mainz.de/sites/bbum/downloads/Praxisleitfaden-Systematische-Literaturrecherche.pdf (28.04.2020).

Bayley, M. T./Hurdowar, A./Richards, C. L./Korner-Bitensky, N. et al. (2012). *Barriers to implementation of stroke rehabilitation evidence: Findings from a multi-site pilot project.* Disability and Rehabilitation, 34 (19), S. 1633–1638.

Berger, K./Heuschmann, P. U. (2006). *Epidemiologie neurologischer Erkrankungen.* In: Günnewig, T./Erbguth, F. (Hrsg.): Praktische Neurogeriatrie: Grundlagen – Diagnostik – Therapie – Sozialmedizin. Stuttgart: Kohlhammer, S. 33–41.

Bernhardt, J./Langhorne, P./Lindley, R. I./Thrift, A. G. et al. (2015). *Efficacy and safety of very early mobilisation within 24 h of stroke onset (AVERT): a randomized controlled trial.* Lancet, 386 (9988), S. 46–55.

Birken, S. A./Powell, B. J./Shea, C. M./Haines, E. R. et al. (2017). *Criteria for selecting implementation science theories and frameworks: results from an international survey.* Implementation Science, 12 (124).

Bobath, B. (1990). *Adult hemiplegia: evaluation and treatment.* 3. Auflage, Oxford: Butterworth-Heinemann.

Broeks, J. G./Lankhorst, G. J./Rumping, K./Prevo, A. J. (1999). *The long-term outcome of arm function after stroke: results of a follow-up study.* Disability and Rehabilitation, 21 (8), S. 357–364.

Busch, M. A./Schienkiewitz, A./Nowossadeck, E./Gößwald, A. (2013). *Prävalenz des Schlaganfalls bei Erwachsenen im Alter von 40 bis 79 Jahren in Deutschland. Ergebnisse der Studie zur Gesundheit Erwachsener in Deutschland (DEGS1).* Bundesgesundheitsblatt, 56 (5/6), S. 656–660.

Button, K. S./Ioannidis, J. P. A./Mokrysz, C./Nosek, B. A. et al. (2013). *Power failure: why small sample size undermines the reliability of neuroscience.* Nature Reviews Neuroscience, 14 (5), S. 365–376.

Cane, J./O'Connor, D./Michie, S. (2012). *Validation of the theoretical domains framework for use in behaviour change and implementation research.* Implementation Science, 7 (37).

Chen, C.-M./Tsai, C.-C./Chung, C.-Y./Chen, C.-L. et al. (2015). *Potential predictors for health-related quality of life in stroke patients undergoing inpatient rehabilitation.* Health and Quality of Life Outcomes, 13 (118).

Cochrane, A. L. (1972). *Effectiveness and Efficiency. Random Reflections on Health Services. The Rock Carling Fellowship 1971.* The Nuffield Provincial Hospitals Trust.

Davies, P. M. (1985). *Steps To Follow. A Guide to the Treatment of Adult Hemiplegia.* Berlin/Heidelberg: Springer.

Destatis – Statistisches Bundesamt (2016). *Diagnosedaten der Patienten und Patientinnen in Vorsorge- oder Rehabilitationseinrichtungen.* Fachserie 12, Reihe 6.2.2. https://www.destatis.de/DE/Themen/Gesellschaft-Umwelt/Gesundheit/Vorsorgeeinrichtungen-Rehabilitationseinrichtungen/Publikationen/Downloads-Vorsorge-oder-Reha/diagnosedaten-vorsorge-reha-2120622167004.html (04.02.2021).

Destatis – Statistisches Bundesamt (2015). *Bevölkerung Deutschlands bis 2060. Tabellenband Ergebnisse der 13. koordinierten Bevölkerungsvorausberechnung.* https://www.destatis.de/DE/Themen/Gesellschaft-Umwelt/Bevoelkerung/Bevoelkerungsvorausberechnung/Publikationen/Downloads-Vorausberechnung/bevoelkerung-deutschland-2060-5124202159004.pdf?__blob=publicationFile (04.02.2021).

Destatis – Statistisches Bundesamt (2014). *Gesundheitsausgaben in Deutschland nach Ausgabenträgern, Leistungsarten und Einrichtungen.* Fachserie 12, Reihe 7.1.1. https://www.statistischebibliothek.de/mir/servlets/MCRFileNodeServlet/DEHeft_derivate_00021729/2120711147004.pdf;jsessionid=3CA50D385167A440CF1F8ED16E8214A9 (22.02.2021).

Dettmers, C./Dohle, C./Mokrusch, T./Müller, K. et al. (2020). *Die PHYS-STROKE-Studie – nicht die Technologie, sondern ihr therapeutischer Einsatz zählt. Ein Kommentar der Deutschen Gesellschaft für Neurorehabilitation e. V.* DGNeurologie, 3, S. 5–10.

Diener, H. C. (2008). *Leitlinien zur multiprofessionellen neurologischen Rehabilitation.* Stuttgart: Thieme.

Dohle, C./Quintern, J./Saal, S./Stephan, K. M. et al. (2015). *S2e-Leitlinie Rehabilitation der Mobilität nach Schlaganfall (ReMoS).* Neurologie & Rehabilitation, 7, S. 355–487.

Dresing, T./Prehl, P. (2013). *Praxisbuch Interview, Transkription & Analyse.* Anleitungen und Regelsysteme für qualitativ Forschende. 5. Auflage, Marburg: Eigenverlag.

Duncan, E. A. S./Murray, J. (2012). *The barriers and facilitators to routine outcome measurement by allied health professionals in practice: A systematic review.* BMC Health Services Research, 12 (96).

Duncan, P. W./Sullivan, K. J./Behrman, A. L./Azen, S. P. et al. (2011). *Body-weight-supported treadmill rehabilitation after stroke.* New England Journal of Medicine, 364 (21), S. 2026–2036.

Ebinger, M./Nave, A. H./Rackoll, T./Flöel, A. (2020). *Zum Kommentar der Deutschen Gesellschaft für Neurorehabilitation e. V. (DGNR) zur Studie Physical Fitness Training in Patients with Subacute Stroke (PHYS-STROKE).* DGNeurologie, 3, S. 11–12.

Elm, E. von/ Schreiber, G./Haupt, C. C. (2019). *Methodische Anleitung für Scoping Reviews (JBI-Methodologie).* Zeitschrift für Evidenz, Fortbildung und Qualität im Gesundheitswesen, 143, S. 1–7.

English, C./Bayley, M./Hill, K./Langhorne, P. et al. (2019). *Bringing stroke clinical guidelines to life.* International Journal of Stroke, 14 (4), S. 337–339.

English, C./Port, I. van de/Lynch, E. (2012). *Group Circuit Class Therapy for Stroke Surv vors – A Review of the Evidence and Clinical Implications.* Physical Therapy Perspectives in the 21st Century.

Feigin, V. L./Forouzanfar, M. H./Krishnamurthi, R./Mensah, G. A. et al. (2014). *Global and regional burden of stroke during 1990–2010: findings from the Global Burden of Disease Study 2010.* Lancet, 383 (9913), S. 245–255.

Fervers, B./Burgers, J. S./Voellinger, R./Brouwers, M. et al. (2011). *Guideline adaptation: an approach to enhance efficiency in guideline development and improve utilisation.* BMJ Quality & Safety, 20 (3), S. 228–236.

Fialka-Moser, V. (2013). *Kompendium Physikalische Medizin und Rehabilitation. Diagnostische und therapeutische Konzepte.* 3. überarb. und erw. Auflage, Wien/ NewYork: Springer.

Flick, U./Kardorff, E. von/Steinke, I. (2000). *Was ist die qualitative Forschung? Eine Einleitung und Überblick.* In: Flick, U./Kardorff, E. von/Steinke, I (Hrsg.): Qualitative Forschung. Ein Handbuch. Reinbek bei Hamburg: Rowohlt.

Fuß, S./Karbach, U. (2014). *Grundlagen der Transkription. Eine praktische Einführung.* Opladen/Toronto: Barbara Budrich.

Glaser, B. G./Strauss, A. L. (1998). *Grounded Theory. Strategien qualitativer Forschung.* Bern: Huber.

Go, A. S./Mozaffarian, D./Roger, V. L./Benjamin, E. J. et al. (2014). *Heart disease and stroke statistics--2014 update: a report from the American Heart Association.* Circulation, 129 (3), S. e28–e292.

Graham, I. D./Logan, J./Harrison, M. B./Strauss, S. E. et al. (2006). *Lost in knowledge Translation: time for a map? The Journal of Continuing Education in the Health Professions, 26 (1), S.* 13–24.

Green, L. W./Ottoson, J. M./Garcia, C./Hiatt, R. A. (2009). *Diffusion theory and knowledge dissemination, utilization, and integration in public health.* Annual Review of Public Health, 30, S. 151–174.

Haigh, R./Tennant, A./Biering-Sorensen, F./Grimby, G. et al. (2001). *The use of outcome measures in physical medicine and rehabilitation within Europe.* Journal of Rehabilitation Medicine, 33 (6), S. 273–278.

Hankey, G. J./Jamrozik, K./Broadhurst, R. J./Forbes, S. et al. (2002). *Long-term disability after first-ever stroke and related prognostic factors in the Perth community stroke study, 1989–1900.* Stroke, 33 (4), S. 1034–1040.

Hartling, L. (2016). *Overview of the Knowledge to Action Cycle.* AB Summer Institute.

Helfferich, C. (2005). *Die Qualität qualitativer Daten. Manual für die Durchführung qualitativer Interviews.* 2. Auflage, Wiesbaden: VS.

Hesse, S./Mehrholz, J./Werner, C. (2008). *Robot-Assisted Upper and Lower Limb Rehabilitation After Stroke.* Deutsches Ärzteblatt International, 105 (18), S. 330–336.

Hesse, S./Werner, C./Bardeleben, A./Barbeau, H. (2001). *Body weight-supported treadmill training after stroke.* Current Atherosclerosis Reports, 3 (4), S. 287–294.

Heuschmann, P./Busse, O./Wagner, M./Endres, M. et al. (2010). *Schlaganfallhäufigkeit und Versorgung von Schlaganfallpatienten in Deutschland.* Aktuelle Neurologie, 37 (7), S. 333–340.

Hitzler, R./Eberle, T. S. (2000). *Phänomenologische Lebensweltanalyse.* In: Flick, U./ Kardorff, E. von/Steinke, I. (Hrsg.): Qualitative Forschung. Ein Handbuch. Reinbek bei Hamburg: Rowohlt.

Huang, R. (2014). *RQDA: R-based Qualitative Data Analysis. R package version 0.2-8.* http://rqda.r-forge.r-project.org/ (13.08.2019).

Huber, A. (Hrsg.) (2005). *Vom Wissen zum Handeln. Ansätze zur Überwindung der Theorie-Praxis-Kluft in Schule und Erwachsenenbildung.* Tübingen: Ingeborg Huber. http://psydok.psycharchives.de/jspui/bitstream/20.500.11780/1050/1/Vom_Wissen_zum_Handeln.pdf (30.04.2020).

Ioannidis, J. P. A. (2005). *Why Most Published Research Findings Are False.* PLoS Medicine, 2 (8), S. e124.

Jette, D. U./Bacon, K./Batty, C./Carlson, M. et al. (2003). *Evidence-based practice: beliefs, attitudes, knowledge, and behaviors of physical therapists.* Physical Therapy, 83 (9), S. 786–805.

Juckett, L. A./Wengerd, L. R./Faieta, J./Griffin, C. E. (2020). *Evidence-Based Practice Implementation in Stroke Rehabilitation: A Scoping Review of Barriers and Facilitators.* American Journal Occupational Therapy, 74 (1), S. 7401205050p1-7401205050p14.

Kaur, G./English, C./Hillier, S. (2013). *Physiotherapists systematically overestimate the amount of time stroke survivors spend engaged in active therapy rehabilitation: an observational study.* Journal of Physiotherapy, 59 (1), S. 45–51.

Kitson, A./Straus, S. E. (2009). *The knowledge-to-action cycle: identifying the gaps.* Canadian Medical Association Journal, 182 (2), S. E73–E77.

Knott, M./Voss, D. E. (1968). *Proprioceptive neuromuscular facilitation. Patterns and Techniques.* 2. Auflage, New York: Harper and Row.

Kollen, B. J./Lennon, S./Lyons, B./Wheatly-Smith, L. et al. (2009). *The effectiveness of the Bobath concept in stroke rehabilitation: what is the evidence? Stroke, 40 (4), S.* e89–e97.

Koschnick, W. (1984). *Standardwörterbuch für die Sozialwissenschaften. Englisch-Deutsch.* Band I. München: De Gruyter Sauer.

Krieger, T./Boumans, N./Feron, F./Dorant, E. (2020). *The development of implementation management instruments for a new complex stroke caregiver intervention based on systematic stakeholder and risk analyses.* Scandinavian Journal of Caring Sciences, 34 (1), S. 215–229.

Krishnamurthi, R. V./Feigin, V. L./Forouzanfar, M. H./Mensah, G. A. et al. (2013). *Global and regional burden of firstever ischaemic and haemorrhagic stroke during 1990–2010: Findings from the Global Burden of Disease Study 2010.* Lancet, 1 (5), S. e259–e281.

Kuckartz, U. (2010). *Einführung in die computergestützte Analyse qualitativer Daten.* 3. Auflage. Wiesbaden: VS.

Levack, W. M./Martin, R. A./Graham, F. P./Hay-Smith, E. J. (2019). *Compared to what? An analysis of the management of control groups in Cochrane reviews in neurorehabilitation.* European Journal of Physical Rehabilitation Medicine, 55 (3), S. 353–363.

Lewin, K. (1968). *Die Lösung sozialer Konflikte. Ausgewählte Abhandlungen über Gruppendynamik.* 3. Auflage, Bad Nauheim: Christian.

Lewin, K. (1953). *Aktionsforschung und Minderheitenprobleme.* In: Lewin, G. (Hrsg.): Die Lösung sozialer Konflikte. Ausgewählte Abhandlungen über Gruppendynamik. Bad-Nauheim: Christian.

Lewin, K. (1952). *Group Decision and Social Change.* In: Swanson, G. E./Newcomb, T. M./Hartley, E. E. (Hrsg.): Readings in social psychology. New York: Holt, Rinehart & Winston, S. 459–473.

Liepert, J. (2010). *Evidenzbasierte Verfahren in der motorischen Rehabilitation.* Journal für Neurologie, Neurochirurgie und Psychiatrie, 11 (1), S. 5–10.

Lozano, R./Naghavi, M./Foreman, K./Lim, S. et al. (2012). *Global and regional mortality from 235 causes of death for 20 age groups in 1990 and 2010: a systematic analysis for the Global Burden of Disease Study 2010.* Lancet, 380 (9859), S. 2095–2128.

Luker, J./Lynch, E./Bernhardsson, S./Bennett, L. et al. (2015). *Stroke Survivors' Experiences of Physical Rehabilitation: A Systematic Review of Qualitative Studies.* Archives of Physical Medicine and Rehabilitation, 96 (9), S. 1698–708.e10.

Lynch, E. A./Chesworth, B. M./Connell, L. A. (2018). *Implementation – The Missing Link in the Research Translation Pipeline: Is It Any Wonder No One Ever Implements Evidence-Based Practice? Neurorehabilitation and Neural Repair, 32 (9), S.* 751–761.

Lynch, E. A./Ramanathan, S. A./Middleton, S./Bernhardt, J. et al. (2018). *A mixed-methods study to explore opinions of research translation held by researchers working in a Centre of Research Excellence in Australia.* BMJ Open, 8 (9), S. e022357.

Marx, W. (1989). *Die Phänomenologie Edmund Husserls. Eine Einführung.* München: Wilhelm Fink.

Mayring, P. (2016). *Einführung in die qualitative Sozialforschung. Eine Anleitung zu qualitativem Denken.* 6. neu ausgest. und überarb. Auflage. Weinheim/Basel: Beltz.

Mayring, P. (2015). *Qualitative Inhaltsanalyse – Grundlagen und Techniken.* 12. aktual. Auflage, Weinheim/Basel: Beltz.

McEntyre, J./Lipman, D. (2001). *PubMed: bridging the information gap.* Canadian Medical Association Journal, 164 (9), S. 1317–1319.

Mehrholz, J. (Hrsg.) (2011). *Neuroreha nach Schlaganfall.* Stuttgart: Thieme.

Mehrholz, J./Lotze, M./Starrost, K./Verheyden, G. (2016). *Messer sind besser! Aber wie stimulieren wir die Benutzung von Assessments? neuroreha, 08 (02), S.* 49.

Meijer, R./Ihnenfeldt, D. S./de Groot, I. J. M./Limbeek, J. van et al. (2003). *Prognostic factors for ambulation and activities of daily living in the subacute phase after stroke. A systematic review.* Clinical Rehabilitation, 17 (2), S. 119–129.

Menon, A./Bitensky, N. K./Straus, S. (2010). *Best practise use in stroke rehabilitation: from trials and tribulations to solutions! Disability and Rehabilitation, 32 (8), S.* 646–649.

Miao, M./Power, E./O'Halloran, R. (2015). *Factors affecting speech pathologists' implementation of stroke management guidelines: a thematic analysis.* Disability and Rehabilitation, 37 (8), S. 674–685.

Michie, S./Stralen, M. M. van/West, R. (2011). *The behaviour change wheel: A new method for characterising and designing behaviour change interventions.* Implementation Science, 6 (42).

Miller, E./Murray, L./Richards, L./Zorowitz, R. D. et al. (2010). *Comprehensive overview of nursing and interdisciplinary rehabilitation care of the stroke patient: a scientific statement from the American Heart Association.* Stroke, 41 (10), S. 2402–2448.

Misoch, S. (2015). *Qualitative Interviews.* Berlin/München/Boston: de Gruyter Oldenbourg.

Morris, Z. S./Wooding, S./Grant, J. (2011). *The answer is 17 years, what is the question: Understanding time lags in translational research.* Journal of the Royal Society of Medicine, 104 (12), S. 510–520.

Munce, S. E. P./Graham, I. D./Salbach, N. M./Jaglal, S. B. et al. (2017). *Perspectives of health care professionals on the facilitators and barriers to the implementation of a stroke rehabilitation guidelines cluster randomized controlled trial.* BMC Health Services Research, 17 (1), S. 440.

Murray, C. J./Vos, T./Lozano, R./Naghavi, M. et al. (2012). *Disability-adjusted life years (DALYs) for 291 diseases and injuries in 21 regions, 1990-2010: a systematic analysis for the Global Burden of Disease Study 2010.* Lancet, 380 (9859), S. 2197–2223.

Nilsen, P. (2015). *Making sense of implementation theories, models and frameworks.* Implementation Science, 10 (53).

Parker-Taillon, D. (2002). *CPA initiatives put the spotlight on evidence-based practice in physiotherapy.* Physiotherapy Canada, 24, S. 12–15.

Pattison, K. M./Brooks, D./Cameron, J. I./Salbach, N. M. (2015). *Factors Influencing Physical Therapists' Use of Standardized Measures of Walking Capacity Poststroke Across the Care Continuum.* Physical Therapy, 95 (11), S. 1507–1517.

Peppen, R. P. S. van/Maissan, F. J./Genderen, F. R. van/Dolder, R. van et al. (2008). *Outcome measures in physiotherapy management of patients with stroke: a survey into self-reported use, and barriers to and facilitators for use.* Physiotherapy Research International, 13 (4), S. 255–270.

Peppen, R. P. S. van/Hendriks, H. J. M./Meeteren, N. L. U. van/Helders, P. J. M. et al. (2007a). *The development of a clinical practice stroke guideline for physiotherapists in The Netherlands: a systematic review of available evidence.* Disability and Rehabilitation, 29 (10), S. 767–783.

Peppen, R. P. S. van/Kwakkel, G./Wood-Dauphinee, S./Hendriks, H. J. M. et al. (2007b). *Einfluss der Physiotherapie auf das funktionelle Outcome nach Schlaganfall: Evidenzen.* In: Dettmers, C.; Bülau, P.; Weiller, C. (Hrsg): Schlaganfall Rehabilitation. Bad Honnef: Hippocampus Verlag, S. 137–175.

Platz, T. (2015). *Neurorehabilitation der Armfunktion.* NeuroGeriatrie, 12 (1), S. 3–12.

Platz, T. (2011). *Die S2-Leitlinie „Rehabilitative Therapie bei Armparese nach Schlaganfall" der Deutschen Gesellschaft für Neurorehabilitation.* NeuroGeriatrie, 8 (3/4), S. 104–116.

Pollock, A./Baer, G./Campbell, P./Choo, P. L. et al. (2014). *Physical rehabilitation approaches for the recovery of function and mobility following stroke.* Cochrane Database of Systematic Reviews, 4, S. CD001920.

Pollock, A./Baer, G./Langhorne, P./Pomeroy, V. (2007). *Physiotherapy treatment approaches for the recovery of postural control and lower limb function following stroke: a systematic review.* Clinical Rehabilitation, 21 (5), S. 395–410.

Richter, R. (2016). *Physiotherapie und Wissenschaft. Die wissenschaftliche Emanzipation der Physiotherapie im Spannungsfeld von Disziplinbildung und Professionalisierung.* Universität Potsdam, Humanwissenschaftliche Fakultät. Dissertation. urn:nbn:de:kobv:517-opus4-94704 (01.02.2021).

Rowley, E./Morriss, R./Currie, G./Schneider, J. (2012). *Research into practice: Collaboration for Leadership in Applied Health Research and Care (CLAHRC) for Nottinghamshire, Derbyshire, Lincolnshire (NDL).* Implementation Science, 7 (40).

Salbach, N. M./Wood-Dauphinee, S./Desrosiers, J./Eng, J. J. et al. (2017). *Facilitated interprofessional implementation of a physical rehabilitation guideline for stroke in inpatient settings: process evaluation of a cluster randomized trial.* Implementation Science, 12 (100).

Sawner, K. A./LaVigne, J. M./Brunnstrom, S. (1992). *Movements therapy in hemiplegia: A Neurophysiological Approach.* 2. Auflage, Philadelphia: Lippincott Williams &Wilkins.

Schmidt, G. (2014). *Organisation und Business Analysis – Methoden und Techniken.* 15. unverän. Auflage, Gießen: Dr. Götz Schmidt.

Schöffski, O./Schulenburg, J.-M. v. d. (Hrsg.) (2000). *Gesundheitsökonomische Evaluationen.* 3. vollständ. überarb. Auflage, Berlin: Springer.

Sitzer, M./Steinmetz, H. (2011). *Lehrbuch Neurologie.* München: Urban & Fischer/ Elsevier.

Stangl, W. (2020). *Stichwort: ‚Operationalisierung'.* Online Lexikon für Psychologie und Pädagogik. https://lexikon.stangl.eu/32/operationalisierung (22.02.2021).

Stangl, W. (1997). *Handlungsforschung.* https://arbeitsblaetter.stangl-taller.at/ FORSCHUNGSMETHODEN/Handlungsforschung.shtml (04.02.2021).

Stinear, C. M./Lang, C. E./Zeiler, S./Byblow, W. D. (2020). *Advances and challenges in stroke rehabilitation*. The Lancet Neurology, 19 (4), S. 348–360.

Straus, S. E./Tetroe, J./Graham, I. D. (Hrsg.) (2010). *Knowledge Translation in Health Care: Moving from Evidence to Practice*. Hoboken: Wiley-Blackwell.

Straus, S. E./Tetroe, J./Graham, I. (2009). *Defining knowledge translation*. CMAJ, 181 (3–4), S. 165–168.

Thommen, J.-P. (2018). *Formalwissenschaft*. https://wirtschaftslexikon.gabler.de/definition/formalwissenschaft-32511/version-256054 (30.04.2020).

Tiebel, J. (2020). *S2e-Leitlinie ReMos jetzt auch als App – Web-App verfügbar*. Physiopraxis, 18 (01), S. 52–55.

Tiebel, J./Huber, M. (2020). *Zwischen zwei Polen – Evidence-based Practice versus erfahrungsbasierte Therapie*. Physiopraxis, 18 (01), S. 10–13.

Tiebel, J. (2019a). *Moderne Gangrehabilitation – Wo stehen wir und wo geht es hin? Therapie, 3 (2), S.* 14–19.

Tiebel, J. (2019b). *Wenn Leitlinienempfehlungen zur Rehabilitation der Mobilität nach Schlaganfall smart werden. EbM und Digitale Transformation in der Medizin. 20. Jahrestagung des Deutschen Netzwerks Evidenzbasierte Medizin*. https://nbn-resolving.org/urn:nbn:de:0183-19ebm0294 (04.02.2021).

Tiebel, J. (2019c). *Therapie 4.0 – Rasantes Wachstum in der Gesundheitsversorgung*. Therapy, 2 (3), S. 31.

Tiebel, J./Pott, C. (2019). *Damit Leitlinien keine Leidlinien werden*. Physiopraxis, 17 (02), S. 30–34.

Tiebel, J. (2017a). *Von der Evidenz zur klinischen Praxis*. Therapie, 1 (1), S. 20–23.

Tiebel, J. (2017b). *Evidence – What's the meaning of? Therapie, 1 (1), S.* 24–25.

Ulrich, P./Hill, W. (1976). *Wissenschaftstheoretische Grundlagen der Betriebswirtschaftslehre*. München: Beck.

VandenBos, G. R. (Hrsg.) (2007). *APA Dictionary of Psychology*. American Psychological Association.

Vojta, V. (1965). *Rehabilitation des spastischen infantilen Syndroms. Eigene Methodik*. Beiträge zur Orthopädie und Traumatologie, 12 (9), S. 557–562.

Vollmer, H. C./Santos, S./De Jong, A. (2017). *Wie gelangt Wissen in die Versorgung? Implementierungsforschung und Wissenszirkulation*. Bundesgesundheitsblatt – Gesundheitsforschung – Gesundheitsschutz Ausgabe 10.

Walbert, T./Reese, J.-P./Dodel, R. (2007). *Krankheitskosten neurologischer Erkrankungen in Deutschland*. Nervenheilkunde, 26 (4), S. 260–268.

Witzel, A. (2000). *Das problemzentrierte Interview. 25 Absätze*. Forum Qualitative Sozialforschung, 1 (1), Art. 22.

Woll, A./Thommen, J.-P. (2018). *Realwissenschaften*. https://wirtschaftslexikon.gabler.de/definition/realwissenschaft-43354/version-266685 (30.04.2020).

Supplement

Ergänzendes Datenmaterial (Grafiken, Auswertungsdateien etc.) sind dem Downloadbereich der Website der APOLLON University Press zu entnehmen: http://www.aon.media/h1uznh.

Abbildungsverzeichnis

Tabellenverzeichnis

Sachwortverzeichnis

Theoretische Ansätze und Bezugsrahmen

Theoretische Bezugsrahmenmodelle, Beschreibug

Audit-Feedback Cycle (Jamtvedt et al., 2006)

Der Audit-Feedback-Zyklus ist eine Intervention zur Verhaltensänderung, die dazu dient, Lücken in der Evidenz-Praxis zu verringern. Der „Audit-Zyklus" dient einer Zusammenfassung klinischer Leistungen in der Gesundheitsversorgung über einen bestimmten Zeitraum, und zwar mit dem Ziel, den Angehörigen der Gesundheitsberufe Informationen zu liefern, die es ihnen ermöglichen, ihre Leistung zu bewerten und anzupassen.

Behaviour Change Wheel, BCW (Michie et al., 2011)

Das Verhaltensänderungsrad (Behaviour Change Wheel, BCW) wurde aus 19 Rahmenwerken zur Verhaltensänderung entwickelt, die in einer systematischen Literaturübersicht identifiziert wurden. Die BCW bietet eine systematische Methode zur Identifizierung relevanter Interventionsfunktionen und Umfeldkategorien auf Grundlage dessen, was über das Zielverhalten verstanden wird. Allgemeine Interventionsfunktionen können in spezifische Techniken zur Verhaltensänderung übersetzt werden.

Clinical Practice Guidelines Framework for Improvement (Cabana et al., 1999)

Das Clinical Practice Guidelines Framework for Improvement bietet eine Übersicht, warum Angehörige der Gesundheitsfachberufe Praxisleitlinien nicht befolgen, und einen rationalen Ansatz zur Verbesserung der Leitlinieneinhaltung sowie einen Rahmen für weitere Forschung in diesem Bereich.

Cochrane Effective Practice and Collaboration for Leadership in Applied Health Research and Care for Nottinghamshire, Derbyshire, and Lincolnshire, CLAHRC-NDL (Rowley et al., 2012)

CLAHRC-NDL basiert auf der Theorie des organisationalen Lernens, einem Ansatz, der Wissen direkt in dem Bereich der Praxis generiert, in dem es umgesetzt werden soll. Dieser Ansatz zeichnet sich dadurch aus, dass Elemente aus der sozialwissenschaftlichen und gesundheitswissenschaftlichen Forschung mit akademischer und nicht akademischer klinischer Expertise, organisatorischer Führung und der Perspektive der Dienstleistungsnutzer und -betreuer kombiniert werden.

Conceptual Framework for Implementation Fidelity, CFIF (Carroll et al., 2007)

Implementierungstreue bezieht sich auf den Grad, in dem eine Intervention oder ein Programm wie beabsichtigt durchgeführt wird. Das CFIF basiert auf einer kritischen Überprüfung der bestehenden Konzeptualisierungen von Implementierungstreue und umfasst einen konzeptuellen Rahmen für das Verständnis und die Messung des Prozesses.

Conceptual Model for Living Clinical Guidelines (English et al., 2019)

Dies ist ein konzeptuelles Modell zur Entwicklung sogenannter „Living-Guidelines", das dazu dient, die Aktualität von Empfehlungen unter Rückgriff auf neue Erkenntnisse aus Wissenschaft und Forschung hoch zu halten und eine Dissemination in die klinische Praxis mit möglichst geringer Latenz zu erreichen.

Consolidated Framework for Implementation Research, CFIR (Damschroder et al., 2009)

Das CFIR umfasst eine Taxonomie, Terminologie und Definition, die in Summe eine Basis von Implementierungsfaktoren in verschiedenen Kontexten erfasst. Es ist ein „metatheoretischer" Bezugsrahmen, der Konstrukte in fünf Bereichen identifiziert: Intervention (z. B. Evidenzstärke und -qualität); äußeres Umfeld (z. B. Patientenbedürfnisse und -ressourcen); inneres Umfeld (z. B. Kultur, Engagement von Führungskräften); individuelle Merkmale und Prozesse (z. B. Planung, Bewertung und Reflexion). Es dient der Beurteilung, ob und in wieweit diese Konstrukte den Erfolg einer Implementierung (positiv oder negativ) beeinflussen.

Grading of Recommendations Assessment, Development and Evaluation, GRADE (Guyatt et al., 2008)

Der GRADE-Ansatz ist eine Methode zur Bewertung der Qualität und Vertrauenswürdigkeit von Evidenz (bekannt als Qualität der Evidenz oder Vertrauen in Effektschätzungen) und der Stärke von Empfehlungen in der Gesundheitsversorgung. Er bietet eine strukturierte und transparente Bewertung der Bedeutung der Ergebnisse alternativer Behandlungsstrategien. Er hat wichtige Implikationen für diejenigen, die Evidenz für systematische Übersichtsarbeiten, Bewertungen von Gesundheitstechnologien und Leitlinien für die klinische Praxis zusammenfassen, sowie für andere Entscheidungsträger, die sich mit der Nutzung von Evidenz in der Praxis beschäftigen.

Integrated Knowledge Transfer Framework, IKT (Roberge et al.; 2019, Gagliardi et al., 2016)

Das IKT Framework bezieht sich auf die Zusammenarbeit zwischen Forschern und Entscheidungsträgern im Gesundheitswesen. Es bietet einen Ansatz zur Erhöhung der Relevanz und Nutzung von Forschung in der Praxis.

Integrated Promoting Action on Research Implementation In Health Services, IPARIHS (Harvey et al., 2016)

Der i-PARIHS Rahmen definiert einen auf dem PARIS (s.o.) aufbauenden interaktiven Fazilitationsprozess, der aus einer Reihe von Strategien und Aktionen zur Wissenstranslation umfasst.

Knowledge to Action Framework, KTA (Graham et al., 2006)

Das KTA-Framework ist ein Bezugsrahmen zur Steuerung des Prozesses der Wissenstranslation von den Canadian Institutes of Health Research (CIHR). Das von Ian Graham und Kollegen (2006) entwickelte Framework integriert über 30 Theorien zu geplanten Aktionen (die den Aktionszyklus bilden) und umfasst zudem eine Komponente zur Schaffung von Wissen. Insbesondere geht der KTA-Rahmen von einer Systemperspektive aus und situiert Wissensproduzenten und -nutzer innerhalb eines Systems von Wissen, das reaktionsfähig, anpassungsfähig und unvorhersehbar ist. Daher beschreibt es den Prozess der Umsetzung von Evidenz in Handeln als iterativ, dynamisch und komplex.

Model for Large Scale Knowledge Translation (Pronovost et al., 2008)

Das Modell bettet eine explizite Methode zur Wissensübersetzung in ein kollaboratives Modell zur breiteren Verbreitung von Wissen in der Praxis ein.

Normalisation Process Theory, NPT (May et al., 2009)

Die Theorie des Normalisierungsprozesses (NPT) ist eine soziologische Theorie auf dem Gebiet der Wissenschafts- und Technologiestudien (STS). Die Theorie befasst sich mit der Übernahme von technologischen und organisatorischen Innovationen im Gesundheitswesen. Sie wurde aus dem Normalization Process Modell, NPM (Quelle) entwickelt.

Plan-Do-Study-Act Cycle, PDSA (NHS, Langley et al., 1996)

Der Demingkreis oder auch Deming-Rad, Shewhart Cycle, PDSA-Zyklus beschreibt einen iterativen vierphasigen Prozess für Lernen und Verbesserung Die Ursprünge des Prozesses liegen in der Qualitätssicherung.

Professional Evaluation and Reflection on Change Tool, PERFECT (Menon et al., 2010)

Das PERFECT ist ein standardisiertes Werkzeug für die Analyse von Veränderungen und den Grund für Veränderungen in der klinischen Praxis. Es untersucht die klinische Praxis in vier Bereichen: Problemerkennung, Bewertung, Intervention und Überweisung.

Promoting Action on Research Implementation in Health Services, PARiHS (Kitson/Straus, 2009; Rycroft-Malone et al., 2002)

Das PARiHS bietet die Möglichkeit, Forschung in die Praxis umzusetzen. Anhand von Fallstudien in Teams, die Evidenz implementieren, werden die Wechselwirkungen zwischen Schlüsselelementen für die Wissensumsetzung untersucht.

Scoping Review Framework (Arksey/O'Malley, 2005)

vgl. Kapitel 3.2 Methodik

Technique for Research of Information by Animation of a Group of Experts, TRIAGE (Gervais et al., 2002)

Die TRIAGE ist eine induktive und strukturierte Methode zum Sammeln von Informationen, die darauf abzielt, einen Gruppenkonsens zu erreichen.

Theoretical Domains Framework, TDF (Atkins et al., 2017)

vgl. Kapitel 3.2.3 Aufzeichnung der Daten

Theory of Acceptance and Use of Technology, UTAUT (Venkatesh et al., 2003)

Die UTAUT ist ein Technologie-Akzeptanzmodell, das im Hinblick auf eine einheitliche Sichtweise von „User acceptance of information technology" formuliert wurde. Die UTAUT zielt darauf ab, die Absicht der Benutzer, ein Informationssystem zu benutzen, und das anschließende Nutzungsverhalten zu erklären.

Theory of Planned Behavior, TPB (Ajzen, 1991)

In der Psychologie ist die Theorie des geplanten Verhaltens (abgekürzt TPB) eine Theorie, die die eigenen Überzeugungen und das eigene Verhalten miteinander verbindet. Die Theorie besagt, dass die Absicht zur Einstellung, die Normen des Subjekts und die wahrgenommene Verhaltenskontrolle zusammen die Verhaltensabsichten und Verhaltensweisen eines Individuums formen. Das Konzept wurde von Icek Ajzen vorgeschlagen, um die Vorhersagekraft der Theorie vernünftigen Handelns durch Einbeziehung der wahrgenommenen Verhaltenskontrolle zu verbessern.

Information zur Erhebung und Verarbeitung personenbezogener Daten für Forschungszwecke

Sehr geehrter Studienteilnehmer,
sehr geehrte Studienteilnehmerin,

Sie wurden zu einem problemzentrierten Interview eingeladen, da Sie als Experte der Neurorehabilitation im Rahmen des nachfolgend beschriebenen Forschungsvorhabens einen wichtigen Beitrag leisten können. Bitte lesen Sie sich die Informationen zum Forschungsvorhaben aufmerksam durch. Ihre Einwilligung zur Teilnahme am Interview geben Sie mit Ihrer Unterschrift auf der Einwilligungserklärung.

Wie lautet der Name des Forschungsprojektes?

Psychologische Überlegungen und Ansätze zur Überwindung der Theorie-Praxis-Kluft in ausgewählten Handlungsfeldern der Schlaganfallrehabilitation

Warum wird dieses Forschungsprojekt durchgeführt?

Die evidenzbasierte Physiotherapie und Ergotherapie in der Schlaganfallrehabilitation hat sich in den letzten Jahrzehnten zu einer auf „Beweismaterial" gestützten Heilkunde entwickelt und umfasst heute Formen der therapeutischen Behandlung, bei denen patientenorientierte Entscheidungen ausdrücklich auf der Grundlage von nachgewiesener Wirksamkeit getroffen werden sollen. Ausgangspunkt dieser Arbeit sind Beobachtungen, die auf Widersprüche zwischen der gelebten Praxis und den Erkenntnissen der Therapiewissenschaften hindeuten. Daraus ergeben sich Schwierigkeiten im Theorie-Praxis-Transfer.

Ziel der vorliegenden Arbeit ist es, die Problematik des Theorie-Praxis-Transfers aus psychologischer Sicht darzustellen, die sich daraus ergebenden Konsequenzen auf Handlungsebene zu diskutieren und mit Ihnen als Experte auf empirischem Wege Lösungsansätze zur Überwindung bestehender Theorie-Praxis-Probleme in ausgewählten Handlungsfeldern der Schlaganfallrehabilitation anzudenken.

Die Zielsetzung begründet sich damit, dass es im deutschsprachigen Raum bisher keine empirisch gesicherten Daten zu den psychologischen Einflüssen des Theorie-Praxis-Transfers auf die Therapieberufe (Physiotherapie, Ergotherapie) gibt.

Welche Institution ist mit der Durchführung des Forschungsprojektes betraut?

Das Forschungsprojekt wird durch den Studenten Herrn Jakob Tiebel der APOLLON Universität für Gesundheitswirtschaft, Bremen, betreut. Es handelt sich um ein Lehrforschungsprojekt, das im Rahmen seines Abschlusses im Studiengang Angewandte Psychologie durchgeführt wird.

Wer ist Auftraggeber/Sponsor des Forschungsprojektes?

Das Forschungsprojekt dient ausschließlich wissenschaftlichen Zwecken. Es wird nicht finanziell gesponsert oder durch Drittmittel unterstützt. Einen externen Auftraggeber gibt es nicht. Es bestehen keine Interessenkonflikte.

Was erwartet mich bei dem problemzentrierten Interview?

Praktisch sollen in einem problemzentrierten Interview zwei Kommunikationspartner aufeinandertreffen, die dem Forschungsgegenstand eine Bedeutung beimessen. Dies erlaubt, dass sich die Gesprächspartner auf interdisziplinärer Ebene über Phänomene austauschen können, wobei Sie als Experte mit Ihrem Wissen und Ihrer Erfahrung im Mittelpunkt stehen und der Forscher die Rolle des Ratsuchenden einnimmt.

Folglich ist das Interview eine Art mündliche Befragung in Form eines Gesprächs mit asymmetrisch verteilten Rollen: Der Interviewer wird Ihnen Sachverhalte schildern und Fragen zu diesen Sachverhalten stellen und Sie sprechen über ihre Erfahrungen und Sichtweisen dazu. Im Gegensatz zu einem Fragebogen, in dem häufig sowohl die Fragen als auch die Antwortkategorien vorgegeben sind, werden Sie im Rahmen des Interviews die Antworten frei geben. Im Interview werden Ihnen deshalb vorwiegend offene Fragen gestellt.

Trotz aller Freiheiten folgt das Gespräch einer festgelegten inhaltlichen Struktur. Hierzu wurde im Vorhinein ein spezieller Leitfaden entwickelt. In der Vorbereitung auf die Interviews wurden aus dem bestehenden Wissen zum Paradigmenwechsel in der Neurorehabilitation phänotypische Beispiele herausgegriffen, die je ein Problem des Theorie-Praxis-Transfers beschreiben. Diese Probleme sollen im Rahmen des Interviews nacheinander besprochen werden. Der Interviewer schildert Ihnen hierzu die Probleme und Sie haben die Möglichkeit, Stellung zu nehmen. Im Verlauf des Gespräches geht es darum, Ursachen für die Probleme zu identifizieren. Ziel ist, die wahrscheinliche Hauptursache für jedes Problem zu finden, um mögliche Lösungsansätze zu diskutieren.

Die nötigen Fragen, um systematisch zu diesem Ergebnis zu gelangen, werden vom Interviewer der Situation angepasst gestellt. Es gibt keinen festgelegten Fragenkatalog, sondern nur einen Leitfaden, der einem theoretischen Bezugsrahmenmodell (Theoretical Domains Framework) entspricht, das im Rahmen der Forschungsarbeit verwendet wird. Dadurch ist sichergestellt, dass bei allen Interviews dieselben Aspekte beleuchtet werden und die Interviews später vergleichbar sind.

Damit Sie sich auf das Interview vorbereiten können und während des Gespräches den Überblick behalten, bekommen Sie vorab den „Interviewleitfaden für Studienteilnehmer". Bitte lesen Sie sich diesen vor dem Interview aufmerksam durch.

Selbstverständlich haben Sie die Möglichkeit, Themenbereiche und Fragen auszulassen, wenn Sie diese nicht beantworten können oder möchten. Darüber hinaus kann es sein, dass Ihnen der Interviewer Ad-hoc-Fragen stellt, d. h. spontan nachfragt, wenn spezifische Inhalte angesprochen werden, die außerhalb des Leitfadens liegen, für das Forschungsvorhaben jedoch relevant sein könnten.

Wer wird das Interview durchführen?

Das Interview führt Jakob Tiebel mit Ihnen.

Welche personenbezogenen Daten werden erfasst?

Persönliche Angaben, nämlich insbesondere Ihr Berufsstand und die Dauer Ihrer Berufstätigkeit. Angedacht ist zudem eine Vorstellung der Befragten im Rahmen der schriftlichen Arbeit. Wenn Sie möchten, haben Sie zu Beginn des Interviews die Möglichkeit, sich persönlich vorzustellen. Ihre Angaben zur Person werden dann bei Bedarf verschriftlicht und publiziert. Damit helfen Sie den Lesern später, die Aussagen und Ansichten der Experten einordnen und nachvollziehen zu können. Ansonsten haben keine personenbezogene Daten Relevanz in Bezug auf den Forschungsgegenstand und werden deshalb auch nicht erfasst.

Die Dokumentation des Interviews erfolgt durch eine Tonaufnahme. Hierzu wird das gesamte Interview mit einem Audioaufzeichnungsgerät mitgeschnitten. Das hat den Vorteil, dass sich der Interviewer voll und ganz auf das Gespräch mit Ihnen konzentrieren kann. Zudem erleichtert die Audioaufzeichnung später die präzise Verschriftlichung Ihrer Aussagen. Sollten Sie eine Audioaufzeichnung aus persönlichen Gründen nicht wünschen, so können Sie dies auf der Einwilligung angeben. Dann wird während des Gespräches eine Mitschrift erstellt.

Gesprächsleitfaden für Studienteilnehmer

Im Rahmen des problemzentrierten Interviews führt Sie der Interviewer durch die einzelnen Phasen des Gesprächs. Ausgangspunkt des Interviews ist der Problemraum, in dem ein problemzentrierter Diskurs stattfinden soll, um Erscheinungsbild und Ursachen bestehender Theorie-Praxis-Probleme zu beschreiben.

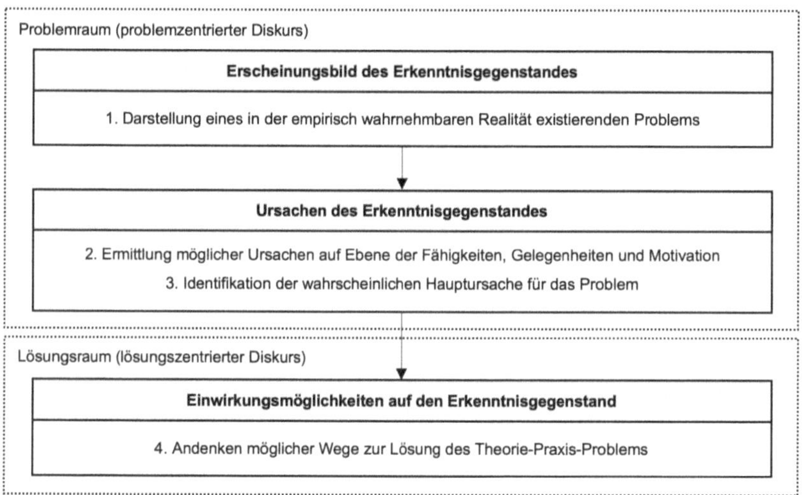

Abb. A.1: Gesprächsphasen

Im ersten Schritt geht es darum, das Erscheinungsbild des Erkenntnisgegenstandes dazustellen, und zwar in Form eines in der empirisch wahrnehmbaren Realität existierenden Problems. Der Interviewer schildert Ihnen das Problem anhand eines phänomenologischen Beispiels. Zur Vorbereitung auf das Gespräch sind die Beispiele nachfolgend bereits aufgeführt.

Im zweiten Schritt geht es darum, mögliche Ursachen des Erkenntnisgegenstandes zu ermitteln. Leitfrage ist: Woran kann es liegen, dass das Problem existiert? Dies geschieht auf Ebene der Fähigkeiten (Inwieweit können mangelnde Fähigkeiten des Therapeuten ursächlich für das Theorie-Praxis-Problem sein?), auf Ebene der Gelegenheiten (Inwieweit können äußere Gegebenheiten und evtl. fehlende Gelegenheiten ursächlich für das Theorie-Praxis-Problem sein?) und auf Ebene der

Motivation (Inwieweit kann die Motivation des Therapeuten ursächlich für das Theorie-Praxis-Problem sein?). Mögliche Ursachen werden zunächst aufgelistet und gegebenenfalls weiter heruntergebrochen. Anschließend werden die Ursachen mit Fakten bestätigt. Am Ende dieses Prozesses können eine oder mehrere bestätigte Ursachen stehen.

Im dritten Schritt geht es darum, aus mehreren bestätigten Ursachen die wahrscheinliche Hauptursache für das Problem zu identifizieren. Erst wenn es möglich ist, an die Wurzel des Problems heranzukommen, ist eine Problemlösung nachhaltig realisierbar.

Im vierten und letzten Schritt erfolgt der Wechsel in den Lösungsraum. In einem lösungszentrierten Diskurs sollen, ausgehend von der jeweils wahrscheinlichen Hauptursache des Problems, mögliche Wege zur Lösung angedacht werden. Hier steht die Frage im Vordergrund, welche Möglichkeiten zur Verfügung stehen, um die Ursache zu beheben. Zumeist stehen mehrere Lösungsalternativen zur Verfügung. Die Festlegung auf einen Lösungsansatz ist im Rahmen dieses Forschungsprojektes nicht das Ziel. Sie dürfen frei denken und nach kreativen Lösungen suchen.

Ausgewählte Theorie-Praxis-Probleme

Nachfolgend werden die zehn ausgewählten Theorie-Praxis-Probleme beschrieben, die im Rahmen des Interviews behandelt werden sollen.

Zur Vermeidung von Redundanzen wird an dieser Stelle auf Kap. 4 (Phänomenologie) verwiesen.

Transkriptionsregeln

Folgende Regeln wurden für die Transkription der Interviews festgelegt (vgl. Kuckartz, 2010, S. 44; Dresing/Prehl, 2013, S. 21):

- Die Transkription erfolgt schriftlich nach Wortlaut.
- Dialekte werden nicht mittranskribiert.
- Längere Sprechpausen werden durch drei Auslassungspunkte „…“ dargestellt.
- Besonders betonte Begriffe werden nicht gesondert markiert.
- Die eingangs jedes Themenbereiches geschilderten Problemstellungen (phänotypischen Beispiele) werden nicht mittranskribiert.
- Rückfragen des Interviewers an die Experten werden mittranskribiert.
- Die Kennzeichnung des Gesprochenen durch den Interviewer erfolgt mit einem „I:“ zu Beginn eines neuen Absatzes, die Kennzeichnung des Gesprochenen durch den Befragten mit einem „B:“ zu Beginn eines neuen Absatzes.
- Sind Wörter oder Sprechpassagen akustisch unverständlich, werden sie aus dem Sinnzusammenhang durch geeignete Wörter ergänzt und anschließend noch einmal auf Korrektheit der Aussage durch den Befragten überprüft.
- Werden Wörter nicht vollständig ausgesprochen, werden Sie entsprechend nur teilweise transkribiert und durch drei Auslassungspunkte „…“ ergänzt.
- Lautäußerungen werden nicht mittranskribiert, außer sie sind erforderlich, um den Sinnzusammenhang des Gesprochenen nicht zu verzerren.
- Zustimmungen und Lautäußerungen wie „Aha“, „Ähm“ etc. werden nicht mittranskribiert.

Vollständige Transkripte

Transkript 1: ID INT1, 2. Juni 2020

I. ***Das Problem der Knowledge Inquiry ...***

B. Dem würde ich zustimmen, ja.

I. Was sind aus deiner Sicht Ursachen dafür?

B. Ursachen sind nach meinem Empfinden die mangelnde Vernetzung zwischen der wissenschaftlichen Community und den Praktikern. Und da gibt es ja auch, wenn man Richtung Lösung geht, schon erste Ansätze, wo man sagt, man muss auf jeden Fall wissenschaftliche Ebene und praktische Ebene vernetzen, damit es nicht losgelöst voneinander stattfindet. Ursachen dafür sind vielleicht auch Strukturen im akademischen Bereich, wenn man akademische Karriere machen will, dass es primär darum geht, zu publizieren. Dass es eben nicht darum geht, die Erkenntnisse in die Praxis zu bringen. Dass wirklich dieses wissenschaftliche oder diese Forschungsarbeiten reiner Selbstzweck sind.

I. Also einmal das soziale Problem der Vernetzung zwischen Forschung und Praxis und das andere, das du beschreibst, ist so ein bisschen so ein Setting-Problem, vielleicht auch. Beziehungsweise ein Problem der Fokussierung auf das eine und weniger auf das andere.

B. Ich denke halt über den Begriff Setting-Problem nach. Das sind ja historisch gewachsene Strukturen im akademischen Bereich. Da fehlt es halt auch an Innovatoren, die solche gewachsenen Strukturen hinterfragen. Das ist ja bisher auch nicht groß, also soweit ich weiß, debattiert worden, wie sinnig solche Strukturen sind und welchen Nutzen eine Veränderung dieser Strukturen hätte.

I. Siehst du noch andere Ursachen?

B. Nein.

I. Was wäre von den beiden genannten aus deiner Sicht die Hauptursache?

B. Muss ich eine Hauptursache sagen? Für mich wären beide vom Gefühl her gleichrangig.

I. Hättest du eine, wo man sagt, dafür gäbe es eine Lösung, dann löst sich das andere Problem vielleicht auch mit auf? Oder eine, die überwiegt? Gibt es vielleicht dahingehend eine Priorisierung?

B. Naja, ich meine, es gibt ja bereits Ansätze, dieses Problem mangelnder Verzahnung zwischen wissenschaftlicher Community und Praxis aufzulösen. Daher ist es wahrscheinlich gut, damit anzufangen. Weil das andere Feld so gewachsene Strukturen hat. Selbstzweck im akademischen Bereich, Karriere ... also das ist wahrscheinlich einfach noch nicht so diskutiert worden. Das ist ja ein relativ neues Feld. Daher ist es wahrscheinlich leichter, Lösungsansätze zu finden, indem man sagt, man guckt sich jetzt mal die schon bestehenden Vernetzungen an, guckt, wie machen die das, was haben die für Parameter und Erfolgskriterien usw. Das ist wahrscheinlich einfacher da anzuknüpfen, weil es das schon gibt.

I. Was wäre da ein konkreter Ansatz, wo der Praktiker wirklich auch einen Mehrwert darin verspürt und auch wirklich einen Nutzen darin erkennt? Und er vielleicht auch motiviert wird dadurch, sich mehr mit dem Thema Forschung zu beschäftigen? Was könnte das konkret sein?

B. Eine vergütete Mitarbeit in Forschungsprojekten. Und da lassen sich ja ganz vielfältige Rollen definieren. Dass man sagt, der Therapeut ist für die Outcome-Messungen verantwortlich, oder aber auch Patientenbefragungen im Vorfeld zu führen. Also dass man von vornherein Forschungsprojekte plant, in denen Praktiker bezahlt tätig werden. Unabhängig vom akademischen Grad. Sondern wirklich Leute, die im Feld tätig sind.

I. Wäre das umsetzbar in dem Setting, wie Praxis heute strukturiert ist?

B. Ich denke schon. Also ich denke, wenn man sich anschaut, wie Forschungsprojekte gestrickt sind, wo Mitarbeiter konkrete Arbeitspakete erledigen müssen … Also wenn man natürlich angesichts des Fachkräfte- oder Therapeutenmangels überlegt, dann ist es sicher eine Frage, inwieweit eine Klinik in Forschungsverbünden kooperiert. Aber das wäre durchaus auch lösbar.

I. Der Therapeut hätte dann also eine Doppelrolle: Teil des Forschungsprojektes und der andere Teil wäre die übliche therapeutische Praxis? Eine Mixtur aus beidem, durch die schlussendlich eine bessere Verknüpfung von Forschung und Praxis resultiert?

B. Genau. Das ist dann sicher auch noch eine Frage, wenn man über den Praktiker spricht, … glaube ich auch, dass das settingabhängig ist. Ich habe gerade herausgehört, dass du die Klinik im Kopf hast und ich habe natürlich aus meiner Perspektive immer heraus die ambulanten Settings präsent. Ich glaube, dass man, wenn man über Probleme und Lösungsmöglichkeiten nachdenkt, es auch nochmal settingabhängig anschauen muss. Also weißt du, was ich meine? Einmal ambulanter und einmal stationärer Sektor.

I. Aber die Herangehensweise wäre in beiden prinzipiell erstmal gleich? Also der Ansatz wäre, wie kriegen wir den Therapeuten besser in die Forschung verzahnt und in Forschungsprojekte involviert? Egal ob er jetzt im ambulanten oder stationären Setting tätig ist. Die Frage ist dann nur, wie und auf welchem Weg ist das im jeweiligen Setting umsetzbar, richtig?

B. Ja, genau

I. Das Problem der Knowledge Synthesis …

B. Mhm. Ich denke, das Problem ist vor allem dem geschuldet, dass der ganze Forschungsprozess sehr aufwendig ist. Das hängt sicher auch damit zusammen, wie Forschung finanziert wird. Dass es da natürlich schon auch Lobbyinteressen gibt, was gefördert wird und was nicht gefördert wird an Forschungsfeldern. Was vielleicht aber auch nochmal einen Schritt vorher problematisch ist, ist bestimmt auch die externe Validität der zugrunde liegenden Studien. Wenn man die Ein- und Ausschlusskriterien so eng fasst, hat es auch nichts mehr mit der Realität der Versorgung zu tun. Und dann kommen natürlich Ergebnisse zustande, die wenig aussagekräftig sind für den realen Versorgungsalltag. Das ist sicherlich auch ein Problem, neben den kleinen Fallzahlen in Studien. Die kleinen Fallzahlen in Studien sind sicherlich dem geschuldet, dass es wahnsinnig aufwendig und mühsam ist und dass insbesondere auch die Finanzierung von Forschung von anderen Interessensgruppen gesteuert wird …

I. Und siehst du das eher als ein Problem aufseiten des Therapeuten als Individuum oder eher als ein Problem der Motivation, sich mit dieser Angelegenheit entsprechend auseinanderzusetzen? Oder ist es ein Problem der Gegebenheiten und Gelegenheiten?

B. Ich würde das jetzt gar nicht so auf der Individualebene sehen, sondern ich glaube, dass das wirklich ein systemisches Problem ist, wo ich nicht den Therapeuten in der Verantwortung sehe, das zu lösen. Ich denke, ihnen sollte bewusst sein, dass diese Problematik besteht. Aber die Verantwortung dafür würde ich tatsächlich im Bereich der Forschungs-Community sehen. Beim ersten Problem würde ich sagen, dass es da absolut notwendig ist, dass sich die Praktiker da einbringen und sich damit auseinandersetzen. Aber bei dem Problem denke ich wirklich, dass es Aufgabe der Wissenschaft ist, dieses Problem zu lösen. Und eben auch da mit dem Blick über den Tellerrand. Nicht diese Erforschung von Interventionen, sondern eher mit Integration in die Versorgungsforschung, in realen Versorgungsstrukturen und so weiter …

I. Wie geht der Praktiker unabhängig davon am besten mit der Problematik um im Alltag?

B. Abwarten. Ich denke das ist tatsächlich ein Problem … Stell' nochmal die Frage bitte …

I. Das Problem, das hier ja offensichtlich existent ist, wird sich vermutlich ja nicht von heute auf morgen lösen lassen. Die Frage zielt daher darauf, wie der Therapeut im Sinne der evidenzbasierten Praxis am besten mit der Situation umgeht. Oder anders formuliert: Gibt es ihm dann die Erlaubnis, sich auch wieder auf die traditionellen Therapieverfahren zu konzentrieren, weil sie im Endeffekt vielleicht doch nicht schlechter sind bzw. der Beweis dafür nicht geliefert werden kann, dass sie schlechter sind …?

B. Ich würde mir wünschen, dass da ein Austausch entsteht, in dem der Frage nachgegangen wird, was eigentlich untersucht wird. Also, dass Therapeuten mehr dafür neugierig werden, was denn eigentlich Untersuchungsgegenstand ist. Aber ich glaube, dass das die derzeit Tätigen tatsächlich überfordert. Und ich glaube auch nicht, dass es aktuell in deren Verantwortungsbereich fällt, sich darum zu kümmern. Sondern, dass sie sich vorrangig erstmal um andere Probleme kümmern sollten. Nämlich über die Befähigung, sich erst einmal mit Evidenz auseinanderzusetzen. Das ist viel vorrangiger und wichtiger, als dieses Problem anzugehen.

I. Das Problem der Knowledge Tools and Products …

B. Das hat sicher auch etwas mit dem Wissenschaftsverständnis zu tun, was wir haben. Und das hängt sicher auch mit dem ersten Problem zusammen, dass vielfach andere Professionen die Leitlinien schreiben. Physiotherapeutische Leitlinien, das ist ja ein Feld, das relativ neu ist. Das es in anderen Ländern schon gibt, aber ich weiß zum Beispiel gar nicht, ob es in Deutschland überhaupt eine Leitlinie von Physiotherapeuten gibt. Das ist ja ein Feld, das langsam erst wächst. Also das Problem ist sicher das Wissenschaftsverständnis bisher. Das Problem ist, dass die Professionen Ergotherapie und Physiotherapie bisher keine wissenschaftlichen Fachgesellschaften waren, was sich ja gerade zunehmend ändert … Es hat sicher auch etwas mit der Diskrepanz zwischen den im Feld Tätigen und denen, die wissenschaftlich arbeiten … wobei das stimmt eigentlich gar nicht. Vielleicht hat es eher etwas mit den Professionsgrenzen zu tun. Und es hat sicherlich auch da etwas zu tun mit der Begrenztheit der Mittel. Dass für die, die Leitlinien schreiben, die Verbreitung der Inhalte in der Regel kein Arbeitspaket im Rahmen der Leitlinienerstellung ist. Also es bräuchte da auch wie eine Neudefinition des Auftrages. Umfasst das Schreiben einer Leitlinie auch die Dissemination und die Verantwortung für die Implementierung der Leitlinien?

I. Was wäre ein erster Schritt, um das zu erreichen?

B. Auch wieder die Vernetzung. Eine bessere Verzahnung von praktisch Tätigen mit der Wissenschaft. Der erste Ansatz wäre für mich auch nochmal, die stark arztzentrierte Haltung nochmal zu überdenken.

I. Kannst du diesen Aspekt noch etwas weiter erklären?

B. Mhm, das heißt also, dass professionseigene Leitlinien wichtig wären.

I. Das heißt Physios und Ergos erstellen selbst in ihren Berufsfeldern die Leitlinien?

B. Ja genau. Denn vielfach ist es ja im Moment so, dass Mediziner die Leitlinien erstellen, wenn es um motorische Rehabilitation geht. Das ist anders als zum Beispiel bei den Sprachtherapeuten und Logopäden. Wenn es da zum Beispiel um Schluckstörungen geht, dann sind da sehr häufig die Professionen selber aktiv in der Leitlinienerstellung.

I. Ja, in der Neuropsychologie zum Beispiel auch.

B. Genau, in der Neuropsychologie auch, stimmt. Wobei es, glaube ich, auch nicht vergleichbar ist. Von der Ausbildung und der Qualifizierung glaube ich halt, dass die Neuropsychologen ganz anders aufgestellt sind durch ihren akademischen Abschluss. Ich glaube tatsächlich, dass das Thema mit der Akademisierung ein ganz großes Problemfeld ist.

I. Das wäre hierfür ja auch eine Voraussetzung. Der Therapeut müsste ja den wissenschaftlichen Background haben, um bei der Erstellung einer Leitlinie methodisch auch richtig vorgehen zu können.

B. Ja, genau.

I. Das Problem des Identify Problems …

B. Ich glaube tatsächlich, dass hier das Problem ein Mangel an Gelegenheiten ist. Ich glaube, dass vielen Praktikern gar nicht klar ist, was die relevanten Faktoren sind und dass sie deshalb eigentlich auch nicht dafür verantwortlich gemacht werden können.

Dieser Reflex zum Beispiel zu sagen, der Patient ist noch nicht fit genug, ist etwas, was ich in der Realität tatsächlich eher selten erlebe. Es ist eher so, dass vielen gar nicht bekannt ist, was diese Kernparameter überhaupt sind, unabhängig davon, auf welches Syndrom oder motorische Problem das schlussendlich bezogen ist. Was zum Beispiel ganz klassisch ist, das ist dieses Wahrnehmungsproblem. Es wird dann häufig gesagt, der Patient hat ein Wahrnehmungsproblem. Und dass gar nicht klar ist, wie man das spezifiziert. Also sagt, der Patient hat ein Problem mit der visuellen Wahrnehmung oder räumlichen Wahrnehmung ... Weil die Therapeuten bisher keine Gelegenheiten hatten, das zu erlernen. Deshalb können sie natürlich auch kein Problembewusstsein entwickeln.

I. Das heißt, es sind fehlende Skills und Fähigkeiten und der Grund dafür sind wiederum die fehlenden Gelegenheiten, eben diese entwickeln zu können?

B. Genau, genau. Das ist ja auch so das Thema, wie Therapeuten ausgebildet und qualifiziert werden. Das sind wieder die dahinterliegenden Strukturen. Wenn man sich die Ausbildungscurrikula der Berufsfachschulen anschaut usw. Oder auch die Qualifikationen, die erforderlich sind, um an einer Berufsfachschule zu unterrichten, sind ja relativ gering. Und deswegen glaube ich, dass vielen Tätigen bisher wirklich die Gelegenheiten fehlen, einen Blick dafür zu haben.

I. Was könnte man ad hoc machen, um da irgendwie eine Verbesserung zu erreichen?

B. Qualifizierungsmaßnahmen, die in einem Zertifikat enden, das zu einer höheren Vergütung führt. Das heißt, man müsste tatsächlich hingehen und die Vergütungsstrukturen mit evidenzbasierten Maßnahmen koppeln. Was ja zum Teil auch schon von den gesetzlichen Krankenversicherungen gefordert wird, dass die Therapie evidenzbasiert sein muss. Aber es gibt ja auch da wieder kein Kontrollgremium und keine Sanktionen und keine Belohnungen für evidenzbasiertes Handeln.

I. Stichwort fehlende Anreize, oder?

B. Ja genau, es fehlen die Anreize. Ja, genau.

I. Im Sinne eines monetären Incentivierens vielleicht auch, dass es für evidenzbasierte therapeutische Leistungen eben auch eine entsprechende Vergütung gibt.

B. Ja, wobei ich das auch einschränken würde. Nur für eine bestimmte Leistung bezahlt zu werden, würde für mich auch zu kurz greifen. Das reine Payed for Performance müsste man meiner Ansicht nach koppeln mit einer Qualitätskontrolle evidenzbasierter Interventionen. Das muss immer gekoppelt sein an eine gleichzeitige Evaluation des Ergebnisses.

I. Genau, das kommt ja dann weiter hinten auch noch, dass man Qualitätsindikatoren festlegt, damit die Leistung nicht einfach irgendwie erbracht wird, sondern eben auch in entsprechender Art und Weise, dass die Maßnahme zu bestmöglichen Erfolgen führt.

B. Genau, ja.

I. Das Problem des Adapt Knowledge to Local Context ...

B. Das, glaube ich, ist tatsächlich mangelnder Motivation geschuldet. Ich glaube, dass da vorschnell Urteile gefällt werden und dass das dann wirklich ein motivationales Problem ist ... Dass man sich nicht darum bemüht, die Dringe dementsprechend anzupassen an die lokalen Gegebenheiten. Da werden, glaube ich, schnell wieder diese Diskrepanzen zwischen denen, die die Wissenschaft machen und denen, die praktisch tätig sind, klar. Also das ist in meiner Wahrnehmung eher ein Problem der Motivation.

I. Hast du eine Idee, wie man es lösen könnte? Wie könnte man die Motivation erhöhen?

B. Ja, das wäre wieder das Einbeziehen in Forschungsprojekte, vielleicht auch so was wie Fortbildung und Supervision zu geben. Also, um durch praktische Qualifizierungsmaßnahmen zu zeigen, wie es funktionieren kann. Um schlussendlich die Motivation zu fördern und aufrecht halten. Erfolgsbeispiele zu berichten, Peer-Learning. Also nicht dieses Lernen von Leuten, die nie in der Praxis tätig waren, sondern vielleicht eher in einer Art Peer-Learning-Verfahren.

I. Das Problem des Assess Barriers/Facilitators to Knowledge Use ...

B. Ich würde auch hier sagen, dass das ein Problem der Gelegenheiten ist. Weil eben die Qualifizierung nicht in dem Maße hinterherkommt, wie die Anforderungen sind. So wie du es auch beschrieben hast. Die Anforderungen an das Berufsbild sind viel komplexer geworden. Und da ist vielleicht auch ein bisschen die Frage, in welcher Rolle sich die Therapeuten sehen. Also da bin ich jetzt schon so ein bisschen im Lösungsbereich. Aber ich glaube tatsächlich, dass es gut wäre, Teams aufzubauen, in denen einzelne Individuen verschiedene Rollen besetzen. Da gibt es dann eine Person, die sich um diese Wertehorizonte der Therapeuten versus Patienten kümmert. Eine Rolle, die sich vielleicht eher um Literaturrecherche kümmert. Eine Rolle, die sich mit Evidenzregeln und Statistik beschäftigt. Ich glaube nicht, dass ein Individuum tatsächlich allen Rollen gerecht werden kann. Einfach weil das eine Überforderung wäre, aus meiner Sicht.

I. Das Problem der Select, Tailor, Implement Interventions ...

B. Ich glaube, hier ist das Problem schon eine sehr eingeschränkte Sichtweise und ein Ausblenden der realen Versorgungsstrukturen. In dem Moment, wo die Leitlinien gemacht werden, interessiert ja erstmal keinen, ob die Versorgungsstrukturen ausreichen, um das umzusetzen. Die Leitlinie sagt schlussendlich ja nur, das und das soll gemacht werden. Vielleicht liegt es auch daran, dass es ja nicht evaluiert wird. Also zum Beispiel einmal zu schauen, in wie vielen Einrichtungen es denn möglich ist, diesen Empfehlungen nachzukommen. Sich also die Frage zu stellen, wie deckungsgleich die Anforderungen in den Leitlinien mit den vorhandenen Strukturen sind ... Und eigentlich ist es schlimm, wie du es sagst, mit diesem ethischen Problem. Dass man die Therapeuten da in der Verantwortung tatsächlich auch alleine lässt. Das müsste tatsächlich auch von Managementebene und Geschäftsführungsebene offen diskutiert werden so eine Problematik. Da weiß ich nicht, ob das stattfindet. Das wäre vielleicht auch noch ein Lösungsansatz. Eine Evaluation, ob das umgesetzt werden kann angesichts der vorhandenen Strukturen und dann aber auch so eine Art Feedbackschleife, um zu analysieren, wie das Problem aufgelöst werden kann, wenn es sich nicht umsetzen lässt. Dann könnte man vielleicht Algorithmen entwickeln, um zu entscheiden, welche Patienten das volle Programm erhalten und bei welchen Patienten es angemessen ist, nur einen Teil der empfohlenen Therapie anzuwenden. Also ich glaube, da könnte man richtig gut etwas machen.

I. Das Problem des Monitor Knowledge Use ...

B. Das ist, glaube ich, weil das Feld mit so vielen Problemen zu kämpfen hat. Sodass es schon als Erfolg wahrgenommen wird, wenn man sich überhaupt damit beschäftigt, neue Interventionen zu implementieren oder evidenzbasierte Interventionen im Ansatz mal in die Praxis zu bringen. Für mich ist das ein Problem der Gelegenheiten. Angesichts der vielfältigen Problemlagen gibt es keine Gelegenheiten, das nochmal zu reflektieren.

I. Also ganz praktisch gesagt, auch fehlende Zeitfenster im Alltag, oder eher ...?

B. Ja, fehlende Zeitfenster, aber vielleicht auch die fehlende Einsicht. Fähigkeiten will ich an der Stelle gar nicht unbedingt sagen. Es ist tatsächlich dieses fehlende Verständnis dafür, dass es wichtig ist, solche Feedbackmomente und Reflexionsphasen einzusetzen.

I. Also der Erfolg beziehungsweise das Gefühl des Erfolgs stellt sich beim Therapeuten eigentlich schon ein, wenn er in der Umsetzung ist, oder er sagt, jetzt habe ich es umgesetzt. Aber der Review bleibt dann eigentlich auf der Strecke, oder?

B. Ja genau, weil das auch gar nicht als erstrebenswert angesehen wird. Als erstrebenswert wird nur wahrgenommen, das überhaupt in den Alltag zu bringen und in die Praxis zu übertragen. Nicht aber das nochmalige Überprüfen, wie erfolgreich das war.

I. Hättest du noch einen pragmatischen Lösungsansatz?

B. Ich glaube auch hier wieder, dass eine Vernetzung von Einrichtungen gut wäre. Vernetzung von Einrichtungen, die Vernetzung von fachlicher Community und Praktikern. Ja und wirklich auch die Vernetzung der praktisch Tätigen. Damit die sich austauschen können und sagen können, wir haben das und das bei uns in der Klinik gemacht und hatten den und den Output. Und man so, über die Vernetzung eben dazu kommt, die Dinge zu reflektieren.

I. Das Problem der Evaluate Outcomes ...

B. Ich glaube, hier ist die Ursache schon so ein bisschen auch das therapeutische Selbstverständnis. Also schon auch ein bisschen die Ebene der Motivation. Die Motivation bei Therapeuten ist schon auch sehr gering, sich damit auseinanderzusetzen. Aber es ist auch die Ebene der Fähigkeiten. Ich erlebe das schon so, dass Leute mit einem akademischen Abschluss eher bereit sind, Assessments zu nutzen und dass das auch gut gelingt. Wohingegen den berufsschulqualifizierten Therapeuten das eben nicht gut gelingt. Weil da die Kompetenzen in der Ausbildung nicht gefördert werden und weil die Motivation nicht ausreicht.

I. Was könnte ein pragmatischer Lösungsansatz sein?

B. Akademisierung. Die grundständige Akademisierung der Therapieberufe. Und auch dieser Anreiz, dass ich nachweisen muss, dass ich erfolgreich war mit meiner Therapie. Dieses „Pay for Performance", wodurch Anreize entstehen, es auch zu nutzen. Genau, und es hat vielleicht auch noch einen systemischen Aspekt. Vielleicht muss man auf systemischer Ebene noch integrieren, dass wirklich auch Eingangs- und Ausgangsassessments gemacht werden. Assessments sind zeitaufwendig, viele Messungen kosten etwas und gerade im ambulanten Setting fehlt da schlichtweg der Anreiz.

I. Könnte auch der Patient ein limitierender Faktor sein, weil er die Erhebung von Assessments nicht als Therapie empfindet?

B. Es gibt schon Patienten, die sich beschweren und sagen, jetzt bin ich ja nur getestet worden und es wurde keine Therapie gemacht. Aber das ist schlussendlich auch wieder eine Frage der therapeutischen Kompetenz, wie man das deutlich macht. Aus der Literatur weiß man, dass es ja eher einen motivationalen Charakter hat und dass das Rückmelden von positiven Ergebnissen den Lernprozess sogar eher beschleunigt. Das ist dann vielleicht auch eher wieder so ein Mangel an Kompetenz oder an Gelegenheiten, dass vielen Therapeuten einfach nicht bewusst ist, was da auf Ebene des motorischen Lernens passiert, durch dieses Feedback und diese Ergebnismessungen.

I. Das Problem des Sustain Knowledge Use …

B. Ich glaube, dass das auch wieder eine motivationale Ursache hat. Das berührt vielleicht auch wieder ein bisschen das, was ich vorhin schon gesagt habe mit den Rollen. Wenn das mehr auf einer Freiwilligkeit beruhen würde, die eigene therapeutische Nische zu finden, in der man sich wohlfühlt und das machen kann, was man gerne tut, dann glaube ich, dass das Problemidentifikation und Lösungsansatz zugleich beinhaltet. Also es gibt ja Interventionen, die dem einen Therapeuten mehr Spaß machen als dem anderen. Also wenn man da mehr Freiheiten lassen würde in den therapeutischen Teams, persönliche Schwerpunkte festzulegen, wäre das sicher hilfreich. Ich glaube, das könnte richtig gut funktionieren, wenn sich Therapeuten mehr nach ihren individuellen Stärken richten würden.

Transkript 2: ID INT2, 6. Juni 2020

I. Das Problem der Knowledge Inquiry …

B. Hier finde ich schon mal den Punkt wichtig, dass die Forschung so weit weg ist von der Praxis. Es ist nicht nur der Praktiker. Auch die Perspektive der Forschung ist hier ein Problem. Dieser Punkt ist tatsächlich ein großes Thema für mich. Das fängt tatsächlich ja schon dahingehend an, dass die Interventionen teilweise nicht deutlich beschrieben werden. Also ich denke jetzt an RCTs. Wenn man die bearbeitet, ist häufig nicht ganz transparent, was der Inhalt der Interventionen ist. Und das macht es natürlich schwierig, das in die Praxis zu übertragen. Bei Übersichtsarbeiten ist das natürlich noch krasser irgendwie. Die sind dann nochmal eine Ecke weiter weg von der Praxis. Das macht es noch schwieriger, das zu verlinken. Klar, Guidelines wollen dort ein bisschen in die Bresche springen und das verbinden. Wobei die tatsächlich ja nicht so benutzerfreundlich aufgearbeitet sind, dass es einlädt, sich damit auseinanderzusetzen. Was ja auch hier im Leitfaden angesprochen wurde. Auch bezogen auf ReMoS. Also es ist irgendwie die Seite der Literatur oder der Aspekt der Literatur, der von Forschungsseite irgendwie Schwierigkeiten macht, finde ich. Auf den verschiedenen Ebenen bezogen auf die verschiedenen Arten der Literatur: RCTs, Guidelines beziehungsweise Übersichtsarbeiten. Das sind so unterschiedliche Schwierigkeiten. Das ist das eine. Dann natürlich das andere ist die direkte Verbindung zwischen Forschung und Praxis. Ich frage mich immer, wo ist da der Austausch? Wo trifft man sich für den Austausch? Klar kann man sagen Kongresse. Aber Kongresse sind ja ein Stück weit Einbahnstraßen. Klar werden Forschungsergebnisse dargestellt. Und klar gibt es nach jeder Präsentation irgendwie Möglichkeiten zur Fragestellung und zum Austausch. Und dann vielleicht irgendwie informell, wenn man Networking betreibt in der Kaffeepause oder so. Aber trotzdem finde ich es schwierig, weil es keine formellen Strukturen gibt. Bei den Kongressen sind es eben die Vorträge. Aber das lädt jetzt nicht wirklich ein zu einem Diskurs. Vor allem, wenn es dann im großen Plenum irgendwie ist. Und das Ganze dem Zufall dann zu überlassen in Bezug auf die informellen Möglichkeiten auf einem Kongress finde ich irgendwie auch nicht so befriedigend. Das ist für mich schon eine Frage. Gibt es da nicht andere Möglichkeiten, Forschung und Praxis zueinander zu bringen. Ich bin jetzt in der ZHAW gerade in ein Forschungsprojekt involviert. Aber da hat es sich einfach durch die räumliche Nähe ergeben. Und wenn man jetzt nicht gerade direkten persönlichen Kontakt zu jemandem aus der Forschung hat, dann frage ich mich, wie wird das gewährleistet. Das vermisse ich irgendwie. Ich wüsste jetzt auch nicht genau, wer dafür verantwortlich ist. Vielleicht Berufsverbände, noch am ehesten. Ich hätte dazu jetzt auch noch keine ganz konkrete Idee. Ich sehe nur, dass es ein Problem ist. Und ich sehe, dass die Kongresse, so wie sie jetzt gerade gestaltet sind, nicht ganz zielführend sind, um den direkten Austausch zu fördern. Also wenn es konkreter werden soll, könnte ich mir auch vorstellen, dass es extra dafür auch Veranstaltungen gibt. Von mir aus auf einem Kongress. Wo man sagt, jetzt treffen sich Forscher und Praktiker und befragen die Praktiker zum Beispiel nach Bedarfen oder nach dem Umgang zum Beispiel mit Forschung. Aber sowas findet meines Erachtens nach nicht statt. Zumindest wüsste ich es nicht.

I. Was könnten noch pragmatische Lösungsansätze sein, um diese Verbindung zwischen Forschung und Praxis zu stärken und das Problem ein Stück weit in einem lösungsorientierten Diskurs zu verschieben?

B. Also eben, es braucht die Gelegenheit. Man muss einen Raum finden. Das heißt, man muss das zeitlich und räumlich irgendwie koordinieren, wo die Leute dann zusammenkommen. Das kann zum Beispiel ja auch virtuell sein. Das ist das eine. Man muss die Gelegenheit haben, dass man sich trifft in irgendeiner Art und Weise. Und dann braucht man schon auch Fähigkeiten dazu. Was, glaube ich, für Leute aus der Forschung, die über einen hohen Bildungsstand und eine hohe Fähigkeit zur Abstraktion verfügen, kein Problem ist. Aber man braucht eben auch das adäquate Gegenüber. Das heißt, man braucht auch Praktiker, die irgendwie State-of-the-Art unterwegs sind und auch über eine gewisse Qualifikation verfügen. Weil nur die Berufserfahrung, 20 Jahre Berufserfahrung reichen auf der Ebene nicht aus, um in einen adäquaten Austausch zu gehen. Das ist, denke ich, natürlich auch ein Thema. Man braucht Praktiker, die auch innerhalb des Feldes irgendwie sehr kompetent sind. Nicht nur kompetent im Sinne Anzahl der Berufsjahre. Sondern kompetent im Sinne von Überblick und State-of-the-Art und so weiter. Sodass man sich auf Augenhöhe begegnet. Denn auf den Kongressen begegnet man sich nicht auf Augenhöhe, im Normalfall. Und dann erlebt man natürlich die Forschung häufig in einer Art Arroganz. Weil die Forschung natürlich den Anspruch hat, das Feld nicht aus einer subjektiven, sondern aus einer objektiven Perspektive zu beschreiben. Das versetzt den Forscher natürlich erstmal in eine Position der Stärke. Wobei man das ja auch hinterfragen muss. Nicht jede Studie repräsentiert ja die Wirklichkeit. Aber trotzdem ist grundsätzlich einmal die wissenschaftliche Position eine objektive Position. Und das ist eine Position der Stärke gegenüber einer rein subjektiven Position des Praktikers. Das macht es natürlich auch schwierig, sich auf Augenhöhe zu begegnen. Und deshalb braucht es eine gewisse Grundqualifikation von den Repräsentanten der Praxis, damit der Austausch wirklich gut sein kann.

I. ***Das Problem der Knowledge Synthesis ...***

B. Ja, also. Ich würde hier gerne weiter bei der Forschungsseite bleiben, um das Problem anzugehen. Denn tatsächlich tangiert es ja die Frage, wie genau werden Interventionen beschrieben. Du sagst ja zurecht, vor allem bezogen auf die Kontrollgruppen, dass da häufig gar nicht klar ist, was gemacht wird. Manchmal ist ja auch gar nicht klar, was in den Interventionsgruppen gemacht wird. Wobei sich das in den letzten Jahren schon stark verbessert hat und das mittlerweile ganz gut nachvollziehbar ist. Da gibt es ja jetzt häufig schon ganz gute Protokolle, an denen die Interventionen nachvollzogen werden können. Aber da fängt es ja schon an. Es muss ein Standard sein, dass Interventionen so gut beschrieben sind, dass sie einfach gut nachvollziehbar sind. Und zwar auf beiden Seiten. Sowohl aufseiten der Interventions- wie auch der Kontrollgruppe. Es muss so ausführlich beschrieben sein, dass der Praktiker sich da auch irgendwie zurechtfinden kann. Und das ist kein Problem des Praktikers. Das ist ein Problem von denjenigen, die Forschung machen. Und warum die Big RCTs die erhofften Effekte nicht zeigen konnten, liegt ja unter anderem auch an der Subgruppierung. Daran, dass nicht richtig subgruppiert wurde und dass die Patienten vielleicht zu großzügig eingeteilt wurden. Das ist ja das, was Kwakkel auch immer meint mit Fitters und Non-Fitters. Dass man da vielleicht auch nochmal vonseiten der Forschung methodisch anders herangehen müsste. Und da sehe ich schon auch eine Verlinkung zur Praxis. Der Praktiker sagt ja immer, seine Patienten seien so komplex und individuell, sodass sie sich in einer Studie nicht wiederfinden. Und da ist ja irgendwie dann schon auch was dran. Das ist ja das Problem Individuum versus statistisches Mittel. Das finde ich, ist schon tatsächlich ein Problem. Und dem könnte man vonseiten der Forschung entgegentreten, indem man noch besser subgruppiert und entscheidet, welche Kriterien sind denn relevant, um Patienten in verschiedene Gruppen einzuteilen. Und zwar jetzt nicht bezogen auf die Krankheitsbilder, sondern bezogen auf den Leistungsstand, zum Beispiel. Oder Ausprägung bestimmter Probleme. Ich finde, da könnte die Forschung der Praxis entgegenkommen. Indem noch genauer unterschieden wird. So, dass sich der Praktiker da schlussendlich auch mehr aufgehoben fühlt. Klar, und vonseiten des Therapeuten, des Praktikers, braucht es natürlich die Fähigkeit, auch Studien kritisch lesen zu können. Das erlebe ich schon, und das ärgert mich natürlich auch, dass viele Praktiker einfach so einen Rundumschlag machen. Die bringen bestimmte allgemeine Argumente gegen wissenschaftliches Arbeiten, gegen Studien grundsätzlich. Und das bringt sie dann zur Meinung, dass Forschung insgesamt irgendwie nichts zu tun hat mit der Praxis. Und das ist natürlich viel zu allgemein, um sich auf so einer Basis dann Urteile erlauben zu können. Deshalb braucht es bestimmte Fähigkeiten im wissenschaftlichen Arbeiten auch vom Praktiker. Damit er Studien auch kritisch lesen kann. Ich will jetzt keine Lanze brechen für das Studium, aber in einem Studium erlernt man natürlich solche Kompetenzen. Das ist der große Unterschied zur Berufs- und Fachschulausbildung. In der Fachhochschulausbildung ist eben das wissenschaftliche Arbeiten eben ein Teil davon. Da lernt man das. Das ist auch ein langer Weg, bis man das wirklich beherrscht. Ich sehe das bei unseren Studierenden. Die lernen das wissenschaftliche Arbeiten. Aber um Studien dann wirklich kritisch beurteilen zu können, braucht es auch viel Erfahrung. Erfahrungen in der kritischen Analyse, aber auch Erfahrungen aus dem praktischen Berufsfeld. Das heißt, das Studium allein ist dann auch noch nicht der Garant dafür, dass man Studien auch kritisch liest, aber natürlich haben Leute, die ein Hochschulstudium machen, eher die Voraussetzung, Studien kritisch lesen zu können. Verglichen zu Leuten, die eine Fachschulausbildung machen. Zumindest so wie da bisher das Currikulum aufgestellt ist. Also der Praktiker braucht schlussendlich einfach die Skills und Fähigkeiten, um Studien kritisch lesen zu können. Und dann kann er sich auch ein kritisches Urteil erlauben. Also es sind beide Seiten. Es ist die Qualität der Studien, im Sinne von Interventionsbeschreibung, Subgruppierung und so weiter. Aber es braucht natürlich auf der Gegenseite auch Kompetenzen und Skills, Studien auch kritisch lesen und interpretieren zu können. Das Ganze ist natürlich ein riesen Aufwand, wo sich der Praktiker natürlich auch fragt, wie er das machen soll. Eine Studie zu lesen und auseinanderzunehmen ist ein Haufen Arbeit. Allein da gibt es ja schon viele Barrieren. Zeit ist eine große Barriere. Englisch ist ein riesiges Thema, was ich bei den Schülern und Kollegen immer wieder raushöre. Das ist mühsam, zäh und das liest sich nicht leicht. Man muss viel investieren an Brain und an Zeit. Das hält die Leute natürlich auch ab davon.

I. Was könnten da Lösungsansätze sein, um das vielleicht einfacher zu gestalten? Vielleicht auch ganz pragmatisch, wenn du die Situation aus Hochschule und Uni beschreibst … Wie machst du es da konkret, dass die Schüler und Studierenden Freude dran haben und Erfolgserlebnisse haben, wenn Sie sich mit Wissenschaft auseinandersetzen? Vielleicht gibt es da gewisse Implikationen, die auch allgemein eine Hilfestellung sein können für andere, weißt du …

B. Ich glaube, man braucht gute Vorbilder. Man braucht Leute, die das vorleben. Wo dann das Gefühl entsteht, dass das zeitgemäß ist, so ranzugehen. Man braucht Vorbilder, die leben, dass Physiotherapie nicht mehr nur machen ist. Sondern dass man auch schauen muss, was gibt es, was ist Stand der Dinge. Was wird alles untersucht und was sagen uns diese Untersuchungsergebnisse und Erkenntnisse aus der Forschung als Praktiker. Vorreiter, die die jungen Leute in meinem Feld dann eben irgendwie auch ein Stück weit inspirieren und das Gefühl erzeugen, dass das einfach wichtig ist. Und die aufzeigen, dass wir als Physios auch besser werden dadurch. Nicht nur besser am Patienten, gemessen am Outcome. Sondern eben auch besser in dem was wir tun, weil wir eine größere Perspektive haben. Und dadurch auch mehr Wahlmöglichkeiten haben und besser abwägen können, was wir tun und das einschätzen können, was wir tun. Ich glaube, das ist eine wichtige Sache. Also Vorbilder, die das vorleben. Und dann – und jetzt bin ich ganz in meinem Arbeitsumfeld im Ausbildungsbereich – und dann brauchen die Leute natürlich auch Gelegenheiten, das anzuwenden. Das heißt, sie brauchen Aufgaben, wo es darum geht, mit wissenschaftlichen Erkenntnissen auch zu arbeiten. Also nur drüber zu reden irgendwie ist das eine. Aber dann auch mal einen Artikel oder eine Studie auch mal zu lesen und das dann zu beackern und sich dann wieder auszutauschen, ist dann natürlich nochmal was anderes. Und ich glaube, ohne das geht es in der Lehre nicht. Also die müssen auch damit arbeiten. Und damit meine ich auch noch nicht irgendwie eine Bachelorarbeit. Denn das ist natürlich irgendwie die Spitze des Eisberges, dass man selber eine wissenschaftliche Arbeit erzeugen muss. Aber im Rahmen der Lehre, finde ich, müssen wir noch mehr mit Studien und Guidelines direkt arbeiten und ganz konkret überlegen, was das dann in der Umsetzung in die praktische Arbeit bedeutet. In dem Sinne bräuchten Studierende oder Schüler eben auch Gelegenheiten. Mit diesem Aspekt von Physiotherapie auch in Kontakt zu kommen und irgendwie zu arbeiten.

I. ***Das Problem der Knowledge Tools and Products …***

B. Was du da ansprichst, ist einerseits die Aktualität der Leitlinien. Wobei das nochmal ein ganz gesondertes Thema ist. Das ist ja nicht Problem von Praktikern. Sondern eher die Dissemination. Also die Verteilung der Inhalte. Wobei hier nicht die Zugänglichkeit das Problem ist. An die Sachen kommt man ran. Alle sind heute soweit mit dem Internet vertraut, dass sie sich diese Sachen besorgen können. Sie suchen und runterladen können. Das würde funktionieren. Das Problem ist tatsächlich die Form. Wobei es ja auch sehr gut strukturierte Guidelines gibt. Mir persönlich gefällt ja die holländische Stroke Guideline sehr gut, was das angeht. Das Problem ist die Anwendung. Und wenn man es jetzt didaktisch sieht, ist das Kennen das eine … also auch zu wissen, es gibt eine ReMoS-Leitlinie und ich lade mir die runter und ich wurschtle mich da durch. Das ist das eine. Aber es muss ja in die Anwendung kommen. Und da sind ja alle allein gelassen. Und wenn man es jetzt didaktisch sieht, also in der Didaktik gibt es ja eben auch eine Taxonomie, einen Aufbau, wie man Wissen erwirbt und wie man mit Wissen umgeht … und das kennen und auch die Inhalte kennen ist das eine, aber das anzuwenden ist nochmal etwas ganz anderes. Und da bräuchte es dann Schulungen und Praxisbeispiele. Und dann im nächsten Schritt kann man die Praktiker allein damit arbeiten lassen und es anwenden lassen in ihrem Alltagskontext. Und da gibt es natürlich keine Struktur. Da gibt es vom Praktiker, glaube ich, wenig Möglichkeiten, diesen Schritt irgendwo begleitet zu machen. Man mutet den Leuten da didaktisch, das heißt vom Lernprozess, auch wahnsinnig viel zu. Man sagt, hier habt ihr die Leitlinie, ihr wisst, dass es sie gibt, jetzt wendet es an. Aber das Ganze muss man als Lernprozess sehen und Lernen funktioniert nicht so. Also auf Ebene von Leitlinien sind viele Leute ja Novizen. Und Novizen reicht es ja nicht, wenn man sagt, nimm das Wissen und mach mal was draus. Das ist uns allen klar, wenn wir Schüler sehen. Und zwar Schüler egal welcher Schulart. Nehmen wir einfach Grundschüler. Denen klatschen wir ja auch nicht einfach irgendein Buch oder einen Text hin, den sie lesen und abschreiben sollen, sondern du erarbeitest die Inhalte mit ihnen. Und ich glaube, solche Prinzipien gelten da auch. Aber auch hier stellt sich wieder die Frage, was für Rahmenbedingungen es gibt, die das fördern können …

I. Hättest du da noch eine Idee zu?

B. Klar denkt man da jetzt irgendwo an den Weiterbildungsmarkt. Aber das spiegelt sich noch nicht auf dem Weiterbildungsmarkt, weil natürlich auf der anderen Seite vom Anwender, vom Praktiker, das Problembewusstsein noch nicht da ist. Da bräuchte es dann auch wieder eine Art Vorbildfunktion. Das man sieht, da gibt es Leute, die wenden es an und das macht ihre Praxis auch besser. Oder ergänzt es, oder macht es weiter. Sodass ein Problembewusstsein da ist. Und dann schaut man ja auch, was gibt es denn für Angebote, damit ich genau dieses Wissen erwerben kann. Und dann bringt man die Leute möglicherweise auch dazu, das tatsächlich in Form von Schulungen oder Weiterbildungen zu lernen. Also es braucht Rahmenbedingungen, es braucht Problembewusstsein und das wäre der Weg, die Leute dort hinzuführen. Und ich glaube, es fehlt in beiden Richtungen im Moment. Die Vorbilder, die es einem zeigen, dass es einfach Mehrwert hat, wenn man so arbeitet, fehlen. Und dann eben auch die Möglichkeiten, dass man es auch umsetzen kann, im Sinne von Weiterbildungsangeboten.

I. Das Problem des Identify Problems …

B. Das sind sehr relevante und spannende Gedanken, finde ich. Du nennst ja auch diese Mindeststandards und es gibt viele Bereiche in der Medizin, da gibt es Mindeststandards, dann ist es ein Behandlungsfehler. Genauso wie du es herleitest. Das stimmt. Und wenn man Behandlungsfehler nachweist, dann kann das unter Umständen eben auch juristische Folgen haben. Das hat ein Gewicht und von daher gibt es natürlich auch ein ausgeprägtes Problembewusstsein dafür. Also es hat ein Gewicht von juristischen und medizinischen Konsequenzen. Und drum hält man sich einfach dran und hinterfragt diese Standards auch nicht. Dieses Phänomen begegnet uns ja reihenweise in der Physiotherapie, dass es dort ja keine Mindeststandards gibt. Warum? Natürlich hinkt der Vergleich mit der Medizin, vor allem mit der Akutmedizin. In der Akutmedizin gibt es natürlich ganz klare Mindeststandards, weil es da klare Ursache-Wirkungs-Beziehungen gibt. Und ich glaube, es wird schon schwieriger, wenn es um chronische Krankheitsbilder geht. Da gibt es ja auch in der Medizin dann nicht mehr Mindeststandards, sondern da variieren dann die Behandlungen auch mehr. Und sowas Ähnliches passiert uns, glaube ich, in der Physiotherapie auch, dass wir in unserer Arbeit mit dem Patienten extrem viel Freiraum haben, weil so viel möglich ist. Weil die Konsequenzen vor allem auch medizinisch häufig nicht so wahnsinnig dramatisch sind, dass man eben Mindeststandard knallhart festlegen kann. Also ein Mindeststandard, den man festlegen kann, ist natürlich, dass der Patient dir nicht von der Bank fallen kann. Wenn du den Patienten natürlich irgendwie gefährdest in der Therapie, dann machst du was falsch. Der Mindeststandard muss gewährleistet sein. Aber inhaltlich ist es viel schwieriger in unserem Feld, das festzulegen. Weil die Konsequenzen von Behandlungsfehlern einfach nicht so dramatisch sind. Und logischerweise gibt es dann auch weniger Problembewusstsein. Also es gibt ein Problembewusstsein, dass der Patient nicht von der Bak fallen darf. Wenn das passiert, dann haben wir eine dramatische Folge, die schlecht ist. Deshalb gibt es dafür ein Problembewusstsein. Aber wenn du mit deinem Patienten statt 500 Schritten nur 100 Schritte läufst, dann ist das Ergebnis nicht so dramatisch erlebbar zumindest.

I. Aber ist es nicht dramatisch, wenn er hinterher nicht gehen kann, wenn er die Reha verlässt und es vielleicht gekonnt hätte? Das ist ja genau die Herausforderung.

B. Ja genau, aber es ist eben nicht so dramatisch, weil es hier nicht um Sein oder Nichtsein geht, also um Tod oder Leben, sage ich mal. Sondern weil das auf viel niedriger Flamme gekocht wird. Ich glaube, das ist halt so ein Ding, dass man glaubt, man kann ja so viel machen und so viel ist möglich. Du hast auch angesprochen die Sache mit der Kontrolle möglicher Qualitätsindikatoren. Also im Reha-Umfeld könnte man das tatsächlich relativ einfach machen. Da wäre eine Möglichkeit, das konkret umzusetzen einfach, dass man es top-down festlegt und sagt, wir haben bestimmte Standards in unserer Klinik. Zum Beispiel, dass nicht gehfähige Patienten jeden Tag mindestens 500 Schritte laufen müssen. Das muss man einfach machen. Das ist eine Rahmenbedingung. In der Art könnte ich mir das schon vorstellen. Das wäre natürlich sehr direktiv, aber das könnte eine Klinik, eine Physioabteilung festlegen, bezogen auf bestimmte Patienten. So etwas Ähnliches gibt es ja auch schon bezogen auf die Kostenträger, die dann so und so viele Behandlungsminuten pro Woche oder pro Tag haben wollten, wobei das ja inhaltlich noch nicht so festgelegt ist. Aber das könnte man auf der Stufe ja dann auch inhaltlich noch irgendwie festlegen. Im ambulanten Setting wird das natürlich dann schon viel schwieriger. Die Mindeststandards sind festgelegt im Sinne von Heilmitteln, die ja sehr umstritten sind. Da könnte man viel drüber diskutieren. Die müssten sich erstmal ändern. Und wenn dann Heilmittel geändert sind, dann müsste man in der nächsten Stufe festlegen, was es inhaltlich konkret bedeutet. Denn die Heilmittel, die es ja im Moment gibt, die sind ja nur Labels. Das sind Überbegriffe für irgendwas und diese Überbegriffe kann man ja mittlerweile nicht mal mehr vor dem Hintergrund der Evidenz halten. Und selbst wenn man es könnte, dann dürften Heilmittel nicht reine Labels sein. Also selbst wenn man das evidenzbasierte Label aufgabenorientiertes Training hätte, müsste man immer noch tiefer festlegen, was das beinhalten sollte. Was auch methodisch natürlich eine große Herausforderung wäre. Aber es würde sich schon lohnen, sich darüber mal Gedanken zu machen. Das tangiert dann auch wieder diese Frage der Subgruppierung, zum Beispiel. Dass man sagt, welche Patienten müssten welche Mindeststandards in einer Therapie bekommen …

I. ***Das Problem des Adapt Knowledge to Local Context ...***

B. Das ist natürlich eine steile These. Das untergräbt natürlich schon auch die Entwicklungsfähigkeit von Therapeuten. Also ich glaube schon auch, dass es Therapeuten gibt, die tatsächlich ihr Verhalten ändern und auf Grundlage von Empfehlungen und neuem Wissen ihre Therapieinhalte anpassen und in dem Sinne auch ihr Verhalten ändern. Das würde ich schon auch in den Raum stellen. Denn die These untergräbt das ja ein bisschen und sagt, dass wird so lange weichgespült, bis man wieder das macht, was man eh schon gemacht hat. Das glaube ich schon auch, dass es das gibt, wobei da gibt es sicher dann auch Gründe dafür. Das muss nicht böswillig sein. Das ist sehr komplex, was da passiert. Das geht ja schon bei den Gelegenheiten los. Du brauchst da tatsächlich Rahmenbedingungen, die dir das dann auch ermöglichen. Du brauchst die Gelegenheit, einen Gangtrainer zum Beispiel auch einzusetzen. Wenn du den nicht hast, dann kannst du es zum Beispiel ja auch gar nicht umsetzen. Das ist das eine. Aber ich glaube schon, dass Therapeuten auch fähig sind, ihr Verhalten zu ändern.

I. Was ich phänomenologisch hier vor Augen hatte war eine Situation, die ich in den vergangenen Jahren eben sehr häufig erlebt habe. Man versucht, gewisse Standards zu etablieren und die Therapeuten da Schritt für Schritt heranzuführen. In der Regel wird das dann aber inhaltlich stark angepasst. Es kommen dann Argumente, dass die Patienten es nicht schaffen, eine hohe Anzahl an Repetitionen zu erreichen. Und so wird diese Benchmark, wenn wir jetzt mal bei den 500 bis 1.000 Schritten für das Gehen bleiben, dann wird das so lange nach unten korrigiert, bis man wieder bei dem Niveau ist, bei dem man heute auch schon ist. Und dann fehlt natürlich irgendwo der Zielhorizont. Natürlich ist es klar, dass ich nicht mit jedem Patienten in der Frühphase der Rehabilitation 500 Schritte machen kann. Aber das Prinzip muss ja x plus eins sein. Also wenn ich heute 100 Schritte schaffe, dann müssen es morgen entsprechend 101 Schritte sein. Das ist es, was ich hier rausstellen wollte, was ich als Problem erlebe.

B. Ja, ich glaube schon, dass es dieses Phänomen gibt. Ich wäre eben nur mit einer Generalisierung vorsichtig, weil ich vor dem inneren Auge schon auch Kollegen habe, die Gangtherapie in einer sehr hohen Intensität machen. Die sehr viel dann auf dem Laufband mit ihren Patienten sind zum Beispiel. Mit der Generalisierung muss man daher sicher etwas vorsichtig sein. Grundsätzlich glaube ich halt schon, dass Therapeuten ihr Verhalten verändern können. Die Frage ist tatsächlich, was sie dazu bringt. Warum fällt es den einen leichter und warum machen die das und warum machen die anderen es eben nicht.

I. Wie könnte man da ansetzen, um gerade die zu motivieren, die es bisher nicht tun?

B. Das ist wieder die Frage vom Problembewusstsein, beziehungsweise vom Heranführen und die Sache mit den Vorbildern. Also ich glaube schon, dass es gut ist, wenn man am Modell lernt. Wenn man sieht, es gibt Leute, die es umsetzen und die fahren auch gut damit. Und die dann irgendwie auch eine Art Opinion Leader sind in dem Kontext, denen man vertraut und denen man Glauben schenkt und sich dann auch von daher schon mal mehr bereit ist, sich mit der Thematik auseinanderzusetzen. Und das dann auch der Rahmen ist, das eigene Verhalten zu reflektieren, sodass das Problembewusstsein wächst. Und dann braucht man möglicherweise auch noch Schulungen, wo es darum geht, mit neuem Wissen vertieft zu arbeiten und es anzuwenden. Ich erlebe das mit den Vorbildern häufig im Umgekehrten. Also, dass zum Beispiel die Leitungsfunktionen Anti-Vorbilder sind und aus irgendwelchen Gründen Widerstände entstehen und Therapeuten aufgrund dieser Widerstände das Verhalten nicht ändern und das bisherige Verhalten sogar noch weiter manifestiert wird. Darum könnte ich mir vorstellen, dass innerhalb von Abteilungen positive Vorbilder eine wichtige Rolle spielen. Und das ist so eine Mischung aus Top-down-Vorgaben, über die nicht mehr diskutiert wird und dann gibt es aber Vorbilder, Mentoren oder Menschen in Leitungspositionen, die das dann vorleben und zwar auf eine gute Art und Weise. Personen, die akzeptiert sind und Vertrauen genießen, sodass das dann auch angenommen wird.

I. Das Problem des Assess Barriers/Facilitators to Knowledge Use …

B. Da kommt ja alles zusammen. Also grundsätzlich gefällt mir der Begriff überzeugungsgeleitete therapeutische Haltung. Das habe ich in dem Rahmen jetzt so zum ersten Mal gehört. Das ist cool. Wobei das auch nochmal einen Punkt trifft. Weil Forschung aus meiner Sicht auch eine Art Überzeugung ist. Auf einer anderen Grundlage natürlich, aber qualitativ ähnlich. Es ist halt auch eine Überzeugung. Man glaubt dann halt daran. Und man glaubt, es macht mehr Sinn daran zu glauben, weil es eher objektives Wissen ist. Aber wir haben ja vorher auch schon gesehen, dass die Aussage vieler Studien aus den verschiedensten Gründen auch sehr fraglich ist. Aber grundsätzlich gehört beides zusammen. Das ist ja auch das, was du in einem deiner Artikel schon schön rausgearbeitet hast. Wir brauchen beides irgendwie. Aber natürlich ist im Moment noch das überzeugungsgeleitete mehr gewichtet gegenüber der Evidenzbasierung. Ich glaube, damit es integriert wird, kommt vieles zusammen und ich glaube, es sind ganz viele Punkte, die wir auch schon angesprochen haben. Um die Seite der Evidenz mehr zu integrieren, braucht es wieder Gelegenheiten, Möglichkeiten und Fähigkeiten. Und alles kann zur Motivation beitragen und alles kann Motivation ablöschen. Wenn ich die Fähigkeit habe, dann macht es ja auch Spaß, damit umzugehen. Wenn ich die Fähigkeit nicht habe, zum Beispiel eine Studie lesen und interpretieren zu können, dann bin ich nicht motiviert, das zu machen. Wenn ich die Gelegenheit habe, in einem Team zu arbeiten, das sich dafür interessiert und sich damit beschäftigt und einen Diskurs führt und ich mich da einbringen kann, dann motiviert mich das. Aber wenn ich in einem Umfeld bin, wo ich die Gelegenheit gar nicht habe, weil solche Diskussionen eh nicht geführt werden, dann motiviert mich das auch nicht. Also von daher kommt da alles zusammen und hat einen Einfluss schlussendlich auf die Motivation. Nur ist die Frage, was heißt das jetzt konkret … wie kann man es konkret gestalten? Man muss da sehr individuell die einzelne Situation anschauen. Das Individuum individuell und die Situation, in der das Individuum entsprechend steht. Man müsste analysieren, wie es konkret aussieht, bezogen auf diese bestimmten Faktoren.

I. Also eigentlich so, wie wir es auch in der Therapie beschreiben, so müssten wir auch da erheben, wer welchen Wissensstand und welche Möglichkeiten hat und wie die

Gegebenheiten sind. Und müssten dann eigentlich schauen, welche Subgruppen haben wir und dann subgruppenspezifisch die Leute abholen. Und schauen, okay, was ist der Stand, welche Gelegenheiten habt ihr und welche Freiräume habt ihr schlussendlich auch am Alltag und so weiter … und so würde sich das dann wahrscheinlich gestalten, oder?

B. Ja, also so stellt sich mir das dar. Es ist sehr individuell, sehr kontextbezogen und sehr situationsbezogen. Und da gibt es keine Pauschalrezepte. Denn letztendlich ist das eine sehr komplexe Situation. Und es ist nicht so, dass es nicht auch da regelhafte Zusammenhänge und Abläufe gibt, aber ich würde mich jetzt schwer tun, das auf der Ebene vollkommen generalisiert zum Ausdruck zu bringen. Mir würde es jetzt leichter fallen, wenn man einen ganz konkreten Fall hätte. Dann könnte man den analysieren und dann anhand des Falles ein Raster durchgehen und die Förderfaktoren und Barrieren, bezogen auf Fähigkeiten, Gelegenheiten und so weiter identifizieren und dann schauen, was es für Lösungsansätze gibt.

I. Beim nächsten Problem habe ich es ja sehr konkret gemacht, schauen wir uns das vielleicht als nächstes an …

I. Das Problem der Select, Tailor, Implement Interventions …

B. Also dieses Problem würde ich jetzt nicht den Therapeuten in die Schuhe schieben. Das sind klassisch die Rahmenbedingungen. Das muss eine Klinik eigentlich dann lösen. Wenn ein Mindeststandard definiert ist und man zum Beispiel sagt, man möchte, dass alle nicht gehfähigen Patienten in der Subgruppe 500 bis 1.000 Schritte zurücklegen müssen, dann muss man auch die Rahmenbedingungen dafür schaffen. Ich hätte als Therapeut sonst erstmal weniger Probleme damit. Denn was mich eigentlich mehr interessiert als Praktiker, das sind die Wirkprinzipien. Und das Wirkprinzip hinter der Geschichte ist doch, dass die Therapie eine gewisse Intensität haben muss. Im Sinne von Anstrengung, aber auch im Sinne von Herausforderung. Und mir geht es mehr darum, wie ich die Prinzipien umsetzen kann. Also wenn ich sage, hinter der Empfehlung steht schlussendlich das Prinzip, dass sich jemand anstrengen soll, dann kann ich das ja auch umsetzen ohne das Gerät. Dann gehe ich halt 200 Schritte auf der Ebene, aber bringe meinen Patienten dabei bestmöglich an das Limit und ich gehe so viele Schritte wie möglich innerhalb des Therapieintervalls, das ich habe und dann verwirkliche ich das Prinzip auch im Rahmen des Möglichen. Das finde ich persönlich eh interessanter, als die Umsetzung von Empfehlungen aus Leitlinien. Die Prinzipien, die dahinterstecken. Die zu identifizieren

I. Wäre es dann sogar richtiger, Leitlinien zu machen, in denen die Prinzipien beschrieben sind? Und man müsste dann auf Handlungsebene überlegen, was das konkret, unter Annahme der settingspezifischen Bedingungen, die vorherrschen, bedeutet. Denn dann würden die Probleme ja gar nicht auftreten.

B. Ja genau. Ich finde schon. Aus meiner therapeutischen Sicht und Philosophie ist das viel interessanter als die Empfehlungen von Guidelines. Zumal ReMoS in Ehren, da waren zwei Physiotherapeuten beteiligt, glaube ich. Oder zumindest eine von Physio Deutschland und eine Physiotherapeutin. Aber letztendlich ist es doch eine medizinische Sichtweise. Bei den Holländern ist das anders. Da sind es Physios, die die Leitlinie gemacht haben. Aber die sind auf der Alltagsebene nicht handlungsleitend. Aber es stehen Prinzipien dahinter. Und die helfen mir tatsächlich als Praktiker. Und die herauszuarbeiten und klar zu haben, das wäre sicher hilfreich. Weil auch auf Ebene der Prinzipien hätte man tatsächlich auch noch einen Unterschied zu den traditionell überzeugungsgeleiteten Haltungen. Ich glaube, die verfolgen andere Prinzipien. Oder die setzen die Prinzipien, die auf Grundlage der Evidenz irgendwie sehr plausibel sind, nicht um und auf der Ebene könnte man sich dann auch austauschen und einen Diskurs führen und dann letztendlich den therapeutischen Alltag gestalten.

I. Das Problem des Monitor Knowledge Use …

B. Ja, das sehe ich genauso. Das ist natürlich ein riesen Thema. Und zwar kann man das eben auch als Schritt in einem Lernprozess sehen. Ein Monitoring ist ja wie ein Feedback. Du kriegst ein Feedback, was du gemacht hast. Das wird nicht gemacht. Warum? Wer hat denn ein Interesse daran? Wer soll ein Interesse daran haben? Die Klinik ist froh, wenn es irgendwie läuft. Die Abteilungsleitung auch und der einzelne Therapeut letztendlich ja auch. Aber an sich glaube ich, dass es ein wichtiger Schritt wäre, weil das ein Schritt auch sein kann für das Lernen und alle haben ein Interesse, weiter zu lernen und besser zu werden. Also ich glaube, das würde ich mal grundsätzlich so in den Raum stellen, dass Therapeuten das möchten. Die wollen besser werden, die wollen was Gutes. Die wollen lernen. Und ein Feedback zu kriegen durch ein Monitoring, das wäre eine wichtige Sache. Die Frage ist, wie kriegt man das hin? Also das wäre ja ein hoher administrativer Aufwand. Da fallen Daten an in Behandlungen, die müssten erstens erfasst und ausgewertet werden, damit man es dann monitoren kann … da bräuchte man auch Strukturen, aber grundsätzlich halte ich es für wichtig. Das ist eine Form der Reflexion. Und das ist wichtig. Wir können das als Lernprozess sehen und Lernen funktioniert so. Also früher in den alten Zeiten gab es sowas. Als wir die Instruktoren noch dahatten, da sind die mitgegangen teilweise bei einer Behandlung und haben dir ein Feedback gegeben zu deiner Behandlung. Das war vom Lernprozess, jetzt mal von den Inhalten abgesehen – für den Lernprozess ist das förderlich. Und so könnte ich mir das auch vorstellen. Aber ich sehe es tatsächlich auch so, dass das natürlich schwierig umsetzbar ist. Beziehungsweise, dass es halt bisher nicht umgesetzt wird. Das wäre mir zumindest neu. Sinnvoll wäre das aber total.

I. Hättest du spontan noch irgendeine konkrete Idee, wie man es etablieren könnte?

B. Es muss jemand geben, der einem dann ein Feedback gibt, damit ich die Möglichkeit habe zu lernen. Und das Thema Feedback beziehungsweise Supervision ist ja auch wieder sehr komplex. Also was muss ein Supervisor haben, dass ich das Feedback auch annehmen kann, zum Beispiel. Und was da schon hilfreich wäre, wenn das auch datenbasiert wäre. Also wenn man tatsächlich auch irgendwie Therapieinhalte dokumentieren würde. Wie viel Zeit verbringe ich zum Beispiel im Stehen und wie viel auf der Therapiebank? Oder wie viel der Therapiezeit ist mein Patient tatsächlich aktiv? Oder wie viel Pausen habe ich drin ...? Und da ein Feedback zu bekommen, auf so einer Grundlage, das wäre, glaube ich, sehr spannend, um dann letztendlich auch Verhaltensänderungen zu bekommen. Also Supervision wäre da das Schlagwort und ich glaube, da gäbe es viele Möglichkeiten mit mehr oder weniger großem Aufwand. Und man könnte sich ja auch vorstellen, Videoaufnahmen zu machen. Also jetzt vom Datenschutz abgesehen, aber vom Medium Videoaufnahmen von Behandlungen, die dann besprochen werden, zum Beispiel. Irgendwie so in der Art könnte ich mir das gut vorstellen. Das ist dann natürlich auch wieder ganz stark gebunden an die Gelegenheiten. Hat man denn da auch die Möglichkeiten ... Also weißt du, im Profisport zum Beispiel, weißt du, was die da an Daten sammeln? Ich habe neulich gesehen, im Fußball nehmen sie mit Drohnen ganze Trainingsspiele auf. Das musst du haben, dann brauchst du irgendeinen Idioten, der das alles analysiert beziehungsweise auswertet. Und dann haben die GPS-Tracker, die die Strecke aufzeichnen, die die Spieler zurücklegen und das aufnehmen und so weiter. Und dann kriegen die anhand dieser Daten ein Feedback und verändern daraufhin ihr Verhalten. Das ist natürlich ein riesiger Aufwand. Aber so ähnlich könnte man sich das vorstellen, wenn man sehr idealistisch denkt.

I. ***Das Problem der Evaluate Outcomes ...***

B. Da braucht es auch Vorbilder. Meiner Meinung nach. Und zwar dienen Assessments einerseits dazu, den Behandlungserfolg zu dokumentieren. Aber wir können sie auch nutzen für unser Clinical Reasoning. Dann hat es einen Mehrwert für Therapeuten, wenn es auch in diesem Sinne genutzt wird. Wenn ich durch die Anwendung von einem Assessment etwas erfahre über einen Patienten, was mir nützlich ist, für meine Behandlung. Und was ich nachher natürlich auch nutzen kann für die Dokumentation. Ich glaube, dann hätte man eine höhere Akzeptanz. Ich erlebe das natürlich häufig so. Sogar in der Wissenschaftswelt, dass Assessments nicht für ein Clinical Reasoning benutzt werden, sondern nur zur Dokumentation von einem Behandlungserfolg. Und das finde ich jetzt nicht so einladend. Das ist sicher einladend für das Dokumentieren, wenn ich Forschung betreibe. Aber es ist für den Praktiker nicht so wahnsinnig einladend.

I. ***Das Problem des Sustain Knowledge Use ...***

B. Das würde ich wieder im Rahmen von einem Lernprozess sehen. Klar, je komplizierter es ist, umso höher ist die Barriere. Aber die Sachen sind ja prinzipiell lernbar. Nur musst du halt auch bei dem Prozess irgendwie angeleitet werden. Du musst gut geschult sein und du brauchst immer wieder jemand, der dir über die Schulter schaut, dem du Fragen stellen kannst. Jemand, der aber auch schaut, wie du es anwendest. Von daher sehe ich hier wieder die Analogie zum Lernprozess. Etwas zu kennen und zu wissen, wie etwas funktioniert, ist das eine, aber es auch anzuwenden, ist dann der nächste Schritt. Und den kann man fördern über die Präsenz einer Begleitperson zum Beispiel, die nachfragt. Auch das begleitete Arbeiten an Fällen ist hilfreich, damit man Erfahrung sammelt, bis man es irgendwann selber anwendet. Das die Therapien komplex sind, ist nicht das

Problem. Das kann man, wie gesagt, alles lernen. Der Lernweg ist, glaube ich, eher das Problem. Wenn ich grundsätzlich gut geschult bin und immer wieder jemand dabei ist und ich Probleme schildern kann und an Fällen geleitet dran arbeiten kann, dann kann ich mir die Fähigkeiten aneignen. Immer unter der Voraussetzung, dass ich die Gelegenheit und die Möglichkeit habe, geleitet zu werden. Genau, da würde ich sagen, um in eine Routine zu kommen von was mir fremd ist, da ist Begleitung eine wichtige Sache. In irgendeiner Art und Weise. Das Stichwort ist da Begleitung. Das kann eins zu eins sein, das kann physisch sein, das kann virtuell sein … Da gibt es ja unterschiedlichste Möglichkeiten und Optionen. Aber das Prinzip der Begleitung.

Transkript 3: ID INT3, 8. Juni 2020

I. Das Problem der Knowledge Inquiry …

B. Die Ursache für dieses Problem liegt aus meiner Sicht nicht im Bereich der Forschung. Die Forschung ist meiner Meinung nach nicht dafür zuständig, den Transfer herzustellen. Das ist wie wenn du dir ein Buch kaufst. Da ist der Autor ja auch nicht dafür verantwortlich, dass der Inhalt zum Leser kommt. Sondern der Leser geht in die Buchhandlung und kauft sich das Buch. Und so sehe ich das auch hier. Wir haben Forscher, die generieren neues Wissen zu Therapien und der Praktiker, in dem Fall der Therapeut, geht in den vermeintlichen Buchladen und kann sich da die Informationen holen. Das kann er ja zum Beispiel auch auf Kongressen machen, um den Stand der Forschung zu einem bestimmten Thema abzuholen, um dann darüber nachzudenken, wie er das in der Praxis anwenden kann.

I. Was könnte dafür eine Ursache sein, dass er genau das ja offensichtlich nicht tut?

B. Das hängt schon auch mit fehlender Motivation zusammen. Therapeuten fahren ja mit ihren bisherigen Vorgehensweisen gut. Sie kommen gut zurecht, sie bekommen positives Feedback von den Patienten und häufig sehr viel Dankbarkeit entgegengebracht, sodass es für viele Therapeuten aus meiner Beobachtung heraus keine Notwendigkeit gibt, etwas zu verändern.

I. Gibt es vielleicht noch andere mögliche Ursachen, auf den anderen Ebenen?

B. Dass er gegebenenfalls nicht freigestellt wird, um zum Beispiel auf einen Kongress zu gehen. Ich meine, die Situation kommt faktisch selten vor, aber das kann durchaus schon auch eine Problemursache sein. Aufgrund von Unterbesetzung und Kapazitätsengpässen, die wir in der Praxis natürlich haben, kommt es schon regelmäßig vor, dass die Therapeuten nicht freigestellt werden können. Auch nicht für Fortbildungen. Das heißt, sie müssen dann in ihrer Freizeit Fortbildungen besuchen. Und da machen sie natürlich dann die Dinge, die ihnen Spaß machen. Und das ist natürlich nicht die mühsame Auseinandersetzung mit Forschungsergebnissen. Da haben Therapeuten definitiv keine ausreichende Affinität und intrinsische Motivation, sich in der Freizeit damit zu beschäftigen.

I. Was könnte noch ursächlich sein für dieses Problem?

B. Gut, man könnte ja jetzt sagen, dass sie das Paper oder ein Journal lesen können, wenn sie schon nicht auf Kongresse gehen dürfen. Aber da fehlt den Therapeuten tatsächlich der Zugang. Selbst wir als Ärzte hier in der Reha haben keinen Zugang zu den Bibliotheken. Wir sind da natürlich nochmal anders vernetzt mit den Kollegen aus den Unikliniken etc. Aber ich glaube, für Therapeuten ist das schon schwer, an aktuelle Artikel zu kommen. Insbesondere, wenn diese eben Geld kosten.

I. Was könnte eine Lösungsansatz sein, um diesen Zustand zu verbessern?

B. Eine klare Reglementierung der Therapieleitungen. Man müsste tatsächlich einführen, dass eine bestimmte Anzahl Fortbildungstage verpflichtend sind und das müsste dann eben auch inhaltlich kontrolliert werden. Und es müssten auch nicht immer alle Therapeuten auf eine Fortbildung. Es würde ja reichen, wenn es rollierend ist und immer ein bis zwei Therapeuten gehen. Die können die Informationen dann intern weitergeben an die Kollegen. Das ist aus meiner Sicht sowieso viel effektiver und nachhaltiger. Und es ließe sich so auch viel realistischer abbilden im Hinblick auf das Kapazitätsproblem.

I. Das Problem der Knowledge Synthesis …

B. Die Schwierigkeit liegt sicher auch in der mangelnden Fähigkeit der Interpretation der Ergebnisse einer Meta-Analyse. Das ist ein sehr komplexes Vorgehen. Nicht nur das Erstellen eines Reviews, sondern auch das Interpretieren solcher Arbeiten. Und es setzt häufig voraus, dass man auch noch einen Blick in die Primärstudien wirft, um sich ein Bild davon zu machen, was inhaltlich genau gemacht wurde. Und das bezweifle ich stark, dass Therapeuten das machen. Mit anderen Worten, mangelnde Fähigkeiten spielen hier sicher eine große Rolle. Ebenso wie mangelndes Wissen. Für Therapeuten ist es meiner Erfahrung und Beobachtung nach sehr schwer, Forschungsergebnisse richtig lesen zu können.

I. Aber inwiefern ist das hier beschriebene Problem auch ein Problem, dessen Ursache im Bereich der Forschung liegt?

B. Definitiv ist das auch ein Problem der Forschung. Mangelnde Standardisierung, unzureichende Berichterstattung und so weiter machen es natürlich schwer, Vergleiche zwischen einzelnen Studien zu ziehen. Aber auch in der Forschung können wir ja nur mit dem arbeiten, was wir aktuell haben und was uns zur Verfügung steht. Das Problem für den Therapeuten ist aus meiner Sicht aber noch ein ganz anderes. Beziehungsweise die Ursache für das Problem aus Sicht des Therapeuten ist doch ein anderes. Nämlich das Therapeuten das meist nicht auf lange Sicht betrachten. Viele Therapeuten fangen ja gerade erst an damit, wissenschaftlich zu arbeiten und sich an der Forschung zu orientieren. Das bedeutet natürlich, dass ihnen enorm viel Vorwissen fehlt. Wenn du einen Therapeuten hast, der sich schon jahrelang mit einem bestimmten Forschungsbereich auseinandersetzt, dann kann der die neuen Ergebnisse ja ganz anders in den Kontext einordnen als ein Therapeut, der vorgestern das erste Mal ein Paper in der Hand gehalten hat. Forschung und auch der Transfer von Forschung in die Praxis funktioniert ja nicht so, dass ich eine Studie lese und dann weiß, okay, jetzt muss ich das so und so machen. Sondern evidenzbasierte Praxis ist ja ein lebendes, in sich aufbauendes und immer wieder auch falsifizierendes System. Sodass das nicht für bare Münze genommen werden kann, sondern es bedeutet immer, dass vor dem Hintergrund dessen, was wir bisher wussten und was jetzt an neuen Erkenntnissen hinzukommt, bestimmte Implikationen für die Praxis abgeleitet werden müssen. Und da muss ich natürlich dann auch dranbleiben und regelmäßig prüfen, ob dem noch so ist oder ob es neue Erkenntnisse gibt. Also es ist am Ende auch hier wieder die Frage, wie motiviert ist der Therapeut, am Ball zu bleiben und inwiefern hat er im Alltag natürlich auch die Möglichkeit dazu. Das gehört sicher immer zusammen.

I. ***Das Problem der Knowledge Tools and Products …***

B. Bei Leitlinien geht es, finde ich, schon darum, dass die Informationen häppchenweise mithilfe guter Tools in die Praxis kommen. Und hier beißt sich das klassische Publikationsformat natürlich mit einfachen Knowledge-Tools, die schnell und pragmatisch die wichtigsten Infos für die Praxis liefern. Und das ist tatsächlich mal Aufgabe der Autoren in dem Fall, finde ich. Denn wenn ich eine Leitlinie schreibe, dann mache in dem Sinne keine Forschung, sondern dann mache ich es mir zur Aufgabe, innerhalb meines Berufsfeldes einen Wissenstransfer zu leisten. Und das geht nicht nur in Form einer monströsen Publikation. Hier erfüllen die Herausgeber ihre Pflichten nur ungenügend. Ich rede jetzt aber wirklich nur von Leitlinien, die vor Ort einen sofortigen Einfluss auf das Verhalten in der Praxis haben sollen. Das ist wirklich eine Form des Marketings, die da betrieben werden muss. Das ist keine Forschung. Und da gibt es ja auch coole Beispiele aus dem Medizin- und Pharmabereich. Wo die wichtigsten Infos zu einem Medikament oder so wirklich kurz und knapp auf Infokarten und Flyern zusammengefasst sind. Und sowas bräuchte es in der Praxis viel mehr. In welcher Form auch immer. Ob über Lernkarten oder eine App oder was auch immer. Ganz einfache Tools. Für Therapeuten habe ich sowas noch nie gesehen. Und von daher glaube ich, dass es hier wirklich auch äußere Umstände sind. Denn die Situation ist schlichtweg ja so, dass es viele Therapeuten gibt, die mit Wissenschaft einfach noch nichts am Hut haben und davon auch nichts wissen wollen. Und wenn ich will, dass die was anders machen in ihrem Alltag, dann muss ich denen natürlich auch erstmal einen niederschwelligen Zugang bieten. Es muss ja am Ende vielleicht auch nicht jeder in der Tiefe verstehen, warum eine bestimmte Intervention empfohlen ist. Es kann ja auch Praktiker geben, die einfach nur umsetzen. Und die brauchen dann natürlich eine klare Anweisung, was das ist.

I. ***Das Problem des Identify Problems …***

B. Dadurch, dass der Therapeut im Hinblick auf die Erfüllung von Qualitätsindikatoren in der Praxis ja keine Sanktionen zu erwarten hat, gibt es natürlich auch keinen Grund für ihn, sich damit zu beschäftigen. Es gibt Stand heute weder intern noch extern jemanden, der überprüft, ob die Qualität in der Therapie einem bestimmten Standard entspricht oder nicht. Daher hinkt das Beispiel natürlich. Und auch im Haus und innerhalb des Teams ist sowas ja gar nicht vorgesehen. Also auch hier gibt es keinerlei Anreize, es zu tun. Wenn ich jetzt als neuer Therapeut in eine Klinik kommen würde und dort jeder mit Qualitätsindikatoren arbeitet, dann würde ich das natürlich auch machen. Aber das gibt es nicht und das müsste definitiv von außen gesteuert und getriggert werden.

I. Welche Ursachen könnte es noch geben für dieses Problem?

B. Also ich glaube, das große Problem ist, dass es ja nicht allein die Festlegung von Qualitätsindikatoren ist. Es ist ja auch die Umsetzung. Und die äußeren Umstände erlauben es ja teilweise gar nicht, es durchzuführen. Nehmen wir doch mal die genannten Beispiele. Das Monitoring eines Patienten ist nach einem Schlaganfall eine Standardprozedur. Da hindert mich aber auch keiner dran, das zu machen. Klar, wenn ich dem natürlich nicht nachkomme, dann habe ich meine Behandlung schlichtweg nicht richtig gemacht. Die 500 Schritte sind da aber was ganz anderes. Das ist von extrem vielen Aspekten abhängig, ob die überhaupt erreicht werden können. Der Qualitätsindikator dürfte meines Erachtens nach nicht das Erreichen der 500 Schritte sein, sondern nur die Messung der Schritte an sich. Als Arzt habe ich ja zunächst auch keinen Einfluss darauf. Ich monitore meinen Patienten. Aber nur weil ich ihn am Monitor habe, zeigt er mir ja auch nicht immer adäquate Vitalparameter. Aber – und das ist ja der Punkt – der Monitor hilft mir, das zu erkennen. Also der erste Schritt wäre ja mal, überhaupt die Schritte zu zählen und zu erfassen. Und dann kann man darüber nachdenken, ob die Anzahl stimmt und wenn nicht, was dann zu tun ist. Ich denke, es ist wichtig, das hier sauber zu trennen.

I. Ja, das ist ein wichtiger und guter Hinweis. Was könnte man denn tun, um das zu erreichen?

B. Zunächst einmal bräuchte es eben eine Art Monitoring. Da braucht es sicher technische Hilfsmittel, denn der Therapeut kann nicht immer die Schritte zählen. Das würde ja gar nicht funktionieren. Und dann bräuchte es – wie gesagt im zweiten Schritt – externe Überwachungstools.

I. Das Problem des Adapt Knowledge to Local Context …

B. Ursache für dieses Problem ist doch, dass der Mensch sich hier eigentlich gar nicht verändern will. Und wenn, dann braucht das zum einen Zeit und zum anderen Gelegenheiten. Beides fehlt schlichtweg im Alltag. Und die Therapeuten sind natürlich auch extrem indoktriniert durch die ganzen traditionellen Schulen. Das erlebe ich ja jeden Tag. Ich erlebe die Therapeuten schon offen, wenn es darum geht, was Neues auszuprobieren. Aber sie versuchen das natürlich immer in ihr altbewährtes Raster zu zwängen. Die haben da extrem starke Glaubenssätze, denen sie folgen. Und wenn es darum geht, etwas in der Praxis zu ändern, dann können sie da nicht über ihren Schatten springen und versuchen dann natürlich, alles in das Raster zu zwängen. Am Schluss machen sie dann tatsächlich nicht viel anders als davor.

I. Auf welcher Ebene sind die Ursachen demnach zu suchen?

B. Ich glaube, das ist wieder Fähigkeit und Motivation. Es gibt ja auch Therapeuten, die da offen sind und unterschiedliche Schulen kennen und das sehr gut differenzieren.

Also die Rahmenbedingungen sind da, glaube ich, weniger Schuld. Es gibt einfach viele Therapeuten, die sagen, ich habe das und das vor X Jahren so gelernt und so ist das. Und diejenigen lassen es ja gar nicht zu, grundlegend etwas zu ändern. Sie wollen sich neue Sachen dann schon einverleiben, aber machen das eben auf ihre eigene Art und Weise. Auf Grundlage dessen, was sie glauben und wovon sie überzeugt sind, dass das richtig ist.

I. Was könnte man hier machen, um dieses Problem zu lösen?

B. Ich glaube, das ist sehr schwierig. Denn wie gesagt, da geht es um ganz feste Glaubenssätze. Ich glaube, das geht tatsächlich nur, wenn du auch Therapeuten hast, die wirklich offen und neugierig sind. Und die können dann sicher auch andere Kollegen mitnehmen und motivieren. Das Problem ist halt aktuell noch, dass die modern denkenden Therapeuten häufig auf verlorenem Posten kämpfen. Das wird noch Zeit brauchen. Außer du änderst die Rahmenbedingungen, sodass es von außen einfach vorgegeben wird. Zum Beispiel, weil Leistungen sonst nicht mehr abgerechnet werden können. Aber damit da aus der eigenen Motivation der Therapeuten ein Change kommt, wird es noch Zeit brauchen.

I. Das Problem des Assess Barriers/Facilitators to Knowledge Use ...

B. Ursächlich für dieses Problem ist natürlich die extreme Komplexität, die dahintersteckt. Du hast im Alltag ja schlichtweg gar keine Zeit. Hier im Reha-Alltag haben die Therapeuten standardmäßig ein 30-Minuten-Setting. Dann kommt noch dazu, dass du von einem Patienten zum anderen vom fünften in den ersten Stock musst. Und dann ist es natürlich auch noch ein Kapazitätsproblem. Oft kommt noch hinzu, dass der Therapeut den Patienten gar nicht kennt, weil er ihn noch nie vorher gesehen hat und nur in Vertretung für einen kranken Kollegen die Therapie übernehmen muss. Also Fakt ist einfach, dass der Alltag in der Praxis dieses Vorgehen schlichtweg nicht zulässt. Denn am Ende zählt für die Patienten ja auch, was sie an Therapie bekommen haben und nicht, wie lange der Therapeut darüber nachgeforscht hat, welche Therapie nun die richtige ist. Also der Alltag zwingt uns natürlich auch extrem zu pragmatischen Entscheidungen und erfahrungsgeleitetem Handeln. Das geht sonst gar nicht anders. Wunsch und Realität liegen hier tatsächlich weit auseinander. Und das ist stark durch die Rahmenbedingungen vorgegeben. Und das ist es ja, was ich eben angesprochen habe. Da müssen die Knowledge-Tools natürlich auch viel einfacher gestaltet sein. Da brauch ich eine App oder eine Infokarte, die der Patient vielleicht sogar bei sich trägt. Dann kann der Therapeut gleich erkennen, was zu tun ist und seine Therapie daran ausrichten.

I. Das Problem der Select, Tailor, Implement Interventions ...

B. Hierbei handelt es sich um ein multidisziplinäres Problem und ganz streng genommen ist das nicht einmal das Problem des Therapeuten, sondern das der Klinik und im Speziellen des Arztes, der die Therapien verordnet. Aber da wir das ja meist gemeinsam mit den

Therapeuten entscheiden, verteilen sich die ethischen Bedenken schlussendlich ja immer auf mehrere Schultern. Das ist natürlich immer eine Herausforderung, die Therapieressourcen fair auf alle Patienten zu verteilen. Nicht nur bei spezifischen Therapien, die hier genannt wurden. Nehmen wir das Beispiel Einzeltherapie. Die Patienten kommen häufig und beschweren sich, dass sie nicht genug Einzeltherapie bekommen. Und das mag in manchen Fällen vielleicht auch stimmen. Aber wir können ja nur das leisten, was die Ressourcen und Rahmenbedingungen auch zulassen. Therapeuten sollten sich meiner Meinung nach viel mehr auf die inhaltlichen Aspekte konzentrieren. Für sie geht es schlussendlich doch erst einmal darum, ein bestimmtes evidenzbasiertes Therapieverfahren zu verinnerlichen und auch anzuwenden. Und zwar so konsequent und adäquat dosiert wie eben möglich. Das ist ja faktisch ganz oft nicht der Fall.

I. Auf welcher Ebene sind die Ursachen demnach anzusiedeln?

B. Das sind äußere Rahmenbedingungen, die zu diesem Problem führen. Und die werden sich sicher auch nicht so einfach lösen lassen im Spannungsfeld zwischen Leistungserbringung und Kostenerstattung. Das darf aber nicht vom ursächlichen Problem ablenken, dass der Therapeut erstmal in der Pflicht ist, evidenzbasiert zu arbeiten und die Therapien anzubieten, die empfohlen werden. Man muss das hierarchisch betrachten. Wenn ich die Forderungen nicht mal inhaltlich konsequent abbilde, dann macht es auch keinen Sinn, über mögliche ethische Probleme zu diskutieren, die sich daraus dann ergeben. Praktisch bedeutet das, dass Therapeuten erstmal evidenzbasiert therapieren sollten. Und wenn sie dann an Grenzen stoßen, dann kann man gemeinsam überlegen, was die beste Lösung zum Wohle des Patienten ist. Aber bitte nicht anders herum. Denn dann wird wieder über ungelegte Eier diskutiert und schlussendlich bleibt man dann wieder beim Altbewährten, was am Ende auch nicht besser ist. Ich verstehe nicht, warum immer der Anspruch erhoben wird, dass die evidenzbasierte Praxis die Lösung aller Probleme sein soll, die wir im klinischen Alltag haben. Respektive warum es ein Grund sein soll, deshalb nicht evidenzbasiert zu arbeiten.

I. Hättest du noch eine pragmatische Idee, was man zur Verbesserung der Situation machen kann?

B. Ja, und das machen wir ja auch jeden Tag, multidisziplinär im Team die Patienten durchgehen und gemeinsam entscheiden, wer was braucht und priorisieren, wovon welcher Patient aller Wahrscheinlichkeit nach zu einem bestimmten Zeitpunkt der Reha am meisten profitiert. Immer ausgehend von den Zielen des Patienten. Und dann müssen Schwerpunkte gesetzt werden. Zum Beispiel Fokus auf Gangtherapie bei Patient A und Fokus auf Armtherapie bei Patient B und so weiter. Ich hoffe, das ist pragmatisch genug ...

I. Das Problem des Monitor Knowledge Use ...

B. Hier gibt es zwei Möglichkeiten. Einmal wieder die Kontrolle, zum Beispiel durch die Therapieleitung, und zum anderen durch gegenseitiges Lernen und durch Supervision in Kollegenkreisen. Praktisch heißt das, dass übergeordnet ein Audit stattfinden muss, bei dem stichprobenartig in gewissen Abständen kontrolliert wird, ob es noch richtig gemacht wird und zum anderen das gegenseitige Lernen voneinander durch eine, ich sage jetzt mal, offene Feedbackkultur unter Kollegen. Also dass die Kollegen sich untereinander einfach immer wieder gegenseitig beobachten und kontrollieren, ob sie es richtig machen und nach Protokoll.

I. Was kann die Ursache sein, dass genau das nicht gemacht wird?

B. Das ist auch wieder das Zeit- und Ressourcenproblem. Sowas fällt einfach immer hinten runter, weil ja, wie eben schon gesagt, erstmal die Patienten betreut werden müssen. Ich kann ja nicht plötzlich zu jeder Therapie noch einen zweiten Therapeuten mitschicken, der eine Supervision macht. Dann bricht mir der Laden hier ja sofort zusammen.

I. Hast du irgendeine Idee, was man machen könnte?

B. Man müsste die Selbstkontrolle des Therapeuten stärken und gegebenenfalls auch hier die am Anfang schon diskutierten Qualitätsindikatoren nutzen, um das irgendwie systematisch und automatisiert anhand bestimmter Kennwerte zu erfassen. Ich glaube, nur so kann das klappen. Denn Zeit hat dafür in Zukunft sicher keiner. Und unter den Therapeuten müsste es Spezialisten geben, die für eine bestimmte Therapie den Hut aufhaben und darauf achten, dass ein gewisser Qualitätsstandard aufgebaut und dann erhalten wird. Also nicht jeder muss alles können und wissen. Das ist auch wichtig. Haben wir in der Medizin ja auch in unseren Fachbereichen. Das vermisse ich in der Therapie sehr häufig. Aus meiner Sicht müsste es für ganz bestimmte Sachen mindestens einen Spezialisten im Haus geben. Bei der Ganganalyse haben wir das ja mittlerweile etabliert. Das sind speziell ausgebildete Therapeuten, die das machen. Aber in der normalen Therapie machen ja irgendwie immer alle alles. Und jeder meint, es besser zu können als der andere. Auch untereinander sind die sich da ja nicht immer grün. Alle müssen alles können. Wenn das etwas Spezifischer wäre, dann ist es sicher leichter und jeder Therapeut könnte sich auch zum Experten entwickeln. Und Experte kann ich einfach nicht in allen Bereichen sein. Gibt es in der Medizin ja auch nicht. Ich bin ja jetzt auch kein Dermatologe und würde einen Patienten in dem Fall überweisen. Auch wenn ich als Mediziner natürlich auch ein Grundverständnis darüber habe.

I. Das Problem der Evaluate Outcomes …

B. Ich habe das Gefühl, dass die Therapeuten das häufig nicht machen, weil die Qualität ihrer Therapie dadurch auch messbar gemacht wird. Das Zeitargument zählt sicher auch ein bisschen. Aber ich glaube, es ist eigentlich kein Problem, zu Beginn und zum Ende der Therapie ein Assessment zu machen. Therapeuten können das doch in der Therapiezeit machen. Das müssen sie ja nicht on top leisten. Nein, ich glaube wirklich, das Thema ist schon die Qualität der Therapie, die dadurch plötzlich angreifbar wird. Weil du plötzlich nachweisen könntest, dass beim Peter alle Patienten besser werden und bei der Marion nicht. Und dann würde man ja hinterfragen können, was der eine macht und der andere vielleicht nicht. Ich glaube, dass sich da keiner gerne in die Karten schauen lässt. Was sicher auch allgemein eine der Ursachen ist, warum diese ganze

Standardisierung und Objektivierung der Therapie nicht so gut ankommt bei Therapeuten. Es gab durchaus auch schon Situationen, in denen ein kompetitiv motivierter Patient es sich sogar eingefordert hat, dass Assessments und Messungen gemacht werden und es daraufhin Diskussionen mit den Therapeuten gab, weil die es nicht machen wollten. Und wenn, auch hier natürlich wieder, keine Leitung da ist, die das irgendwie auch einfordert, dann werden es die Therapeuten schlussendlich auch nicht machen. Das ist halt einfach so.

I. Das Problem des Sustain Knowledge Use ...

B. Hier ist eine der Hauptursachen aus meiner Sicht die hohe Fluktuation, die wir haben. Noch extremer sehe ich das in der Pflege, wo wir ja auch viele externe Springer haben mittlerweile. Da ist es einfach unglaublich schwer, gewisse hausinterne Standards zu etablieren, weil die Wissensträger dann plötzlich wieder weg sind und andere das Wissen dann schlichtweg nicht haben. Und in der Therapie ist das schon auch so. Und da kannst du auch so viele Protokolle und Assessments einführen, wie du willst. Die Leute als Wissensträger sind dann einfach nicht mehr da. Auch das ist also vor allem ein Thema der Rahmenbedingungen und Gegebenheiten. Weniger der Fähigkeiten. Wobei natürlich auch hier klar ist, dass Therapeuten etwas sicher nicht gut können, wenn sie es nicht auch regelmäßig und gern machen. Das spricht für mich auch wieder für mehr Spezialisierung. Ich sehe das zum Beispiel immer in Armstudios und in den Ganglaboren, die viele Kliniken mittlerweile haben. Da arbeiten die Therapeuten dann jeden Tag und sie sind Experten in dem, was sie tun. Und wenn neue Kollegen kommen, dann werden die in das Setting gezielt eingearbeitet und eignen sich die Fähigkeiten nach und nach an und werden dann auch zu Spezialisten. Dementsprechend leicht fällt ihnen dann auch der Umgang mit der Technik und so weiter.

I. Welche Ursachen könnte es noch hierfür geben?

B. Auch Ebene des Individuums ist natürlich schon auch die Frage, ob es mir was bringt. Im ambulanten Sektor ist ja, wenn ich das richtig verstehe, nach wie vor auch ein Problem, dass zum Beispiel Bobath abgerechnet werden kann, obwohl es nicht evidenzbasiert ist. Ja ist doch klar, dass es der Therapeut dann macht, oder? Alles andere hätte ja keinen Gewinn.

Über den Autor

Jakob Tiebel ist Ergotherapeut und studierte Angewandte Psychologie an der APOLLON Hochschule der Gesundheitswirtschaft in Bremen. Er forscht und publiziert zum Theorie-Praxis-Transfer in der Neurorehabilitation sowie zu aktuellen therapiewissenschaftlichen Themen. Seine Expertise fußt auf mehrjähriger praktischer Erfahrung in der neurologischen Frührehabilitation. 2013 setzte sich sein beruflicher Werdegang in der Industrie fort. Mehrere Jahre leitete er das Produktmanagement der medica Medizintechnik GmbH, einem führenden deutschen Unternehmen für robotikgestützte Therapieverfahren in der Neurologie. Parallel koordinierte er die Arbeitsgruppe für Gesundheitsökonomie der International Industry Society in Advanced Rehabilitation Technology (IISART). Seit 2020 ist er hauptberuflich im Bereich der Digitalisierung im schweizerischen Gesundheitswesen tätig. Er leitet die Ressorts Marketing und Vertrieb der Visionary AG, dem Betreiber der größten e-Health-Plattform für Ärzte in der Schweiz. Dem Therapiesektor hält er weiterhin die Treue, in dem er Medizintechnik-Start-ups im Rehabilitationssektor unterstützt, Vorträge und Fortbildungen zum Theorie-Praxis-Transfer in der Neurorehabilitation hält und Co-Moderator des Podcasts *Synapsengulasch*, dem Podcast für wissenshungrige Therapeuten, ist.